食品FOP标签系统研究系列丛书
本书得到中央级公益性科研院所基本科研业务费专项资助

生鲜农产品营养评价与FOP标签应用研究

Nutrition Evaluation of Fresh Agricultural Products and Application of FOP Labeling

黄泽颖　著

中国农业出版社
北　京

　　关于生鲜农产品的标签标识，我们往往只能看到"三品一标"或者动物检验检疫合格证，偶尔也能看到富硒、富含 ω-3 脂肪酸、富含 α-亚麻酸等字眼的营养声称，虽然一些包装类生鲜农产品标示了营养成分表，显示常规的能量、碳水化合物、蛋白质、脂肪以及钠含量信息，但整体上，营养标签的普及率极低，这既有生鲜农产品营养成分及其含量不稳定的因素，又有标示成本高等原因。与预包装食品不同，生鲜农产品更多为人体提供膳食纤维、不饱和脂肪酸、蛋白质、维生素以及矿物质等有益营养成分，加贴营养标签能让我们获悉食物的营养状况并选择优质产品。所以，生鲜农产品标示的营养成分不能照抄照搬食品营养成分表或者"健康选择"标识标准。本人撰写《生鲜农产品营养评价与FOP标签应用研究》，主要是分享个人对生鲜农产品营养标签的设计思路，以及推动包装正面（FOP）标签在我国生鲜农产品应用，期盼微不足道的见解在实践中不断接受检验、完善。

黄泽颖

2021 年 6 月 5 日于北京

ABSTRACT **摘 要**

随着生鲜农产品市场需求的不断增加，我国居民日益关注产品的营养品质。然而，我国营养标签体系不健全，尚未在生鲜农产品应用包装正面（Front of Package，FOP）标签。开展我国大宗生鲜农产品营养价值评价并探索适合我国的 FOP 标签应用，对引导居民在同类生鲜农产品中快速选择营养价值高的产品，优化生鲜农产品供给结构具有重要意义。

从 PubMed 医学文献数据库检索并筛选 1980 年至今随机对照试验的 FOP 标签相关研究，开展 Meta 分析以及总结可应用于生鲜农产品 FOP 标签的国际经验发现，FOP 标签能帮助消费者在识别单一食品营养成分是否过量、感知食品健康程度以及购买高营养质量食品等方面发挥重要作用，进一步确认了 FOP 标签在生鲜农产品的应用意义。瑞典 Keyhole 标签、美国心脏检查标志、新加坡较健康选择标志、美国指引星标签、荷兰选择标识、美国 NuVal 评分标签围绕生鲜超市推动 FOP 标签在生鲜农产品应用，以及将限制性营养成分与鼓励性营养成分纳入生鲜农产品营养评价标准，并采用总结指示体系营养素度量法模型开展营养评价等实践经验值得借鉴。

基于最新版《中国食物成分表》的 19 种生鲜猪肉、5 种生鲜鸡蛋、6 种鲜牛奶、12 种鲜活淡水鱼的营养数据，采用富含营养素食物（NRF）9.3 模型进行营养评价并采用阈值法、评分法、评级法分别设计 FOP 标签方案发现，生鲜猪肉、生鲜鸡蛋、鲜牛奶、鲜活淡水鱼的 NRF9.3 值分别为 $-0.20 \sim 0.90$、$-2.70 \sim -0.49$、$0.36 \sim 0.54$、$0.47 \sim 1.16$。生鲜猪肉、鲜活淡水鱼适合采用评级法总结指示体系 FOP 标签；生鲜鸡蛋、鲜牛奶适合采用评分法总结指示体系 FOP 标签。

根据大宗生鲜农产品是否包装与鲜活，以及生鲜农产品 FOP 标签不同的发起主体，探讨 FOP 标签在生鲜超市的展现形式与运行架构发现，海报形式 FOP 标签的适用性较广，可以显示在生鲜猪肉的冰台/冰柜以及淡水鱼的海鲜缸正上方或醒目位置粘贴；与产品价格相结合的货架 FOP 标签可用于包装猪肉、盒装鸡蛋、盒（袋）装鲜牛奶、包装鱼肉。政府主导型的运行架构以政府发布标签标准与监管规则、生鲜超市按规使用标签以及第三方机构开展营养数据库构建、标签宣传、效果评估为特色，而非营利性社会组织认证的运行架构以营养数据库构建、营养评价标准设计、标签社会宣传、标签使用申请审核与权限管理以及政府对认证资质的审批与认证行为规范，加上生鲜超市的标签申请与使用为主要特征。

推动超市生鲜农产品 FOP 标签落地实施与有序运转的保障措施为：实施标准化种养和冷链供应，稳定超市生鲜农产品的营养结构；构建并完善生鲜农产品营养成分数据库，提高 FOP 标签的引导作用；推动 FOP 标签营养评价标准动态更新，适应社会发展需求；逐步推动生鲜农产品 FOP 标签在不同规模生鲜超市的应用；加强 FOP 标签宣传与营养知识教育，提高消费者的使用积极性；监测 FOP 标签对生鲜农产品的价格影响与食物浪费问题。

关键词：生鲜农产品；营养评价；包装正面标签；营养标签；富含营养素食物模型；生鲜超市

Abstract

With the increasing market demand of fresh agricultural products, Chinese residents pay more and more attention to the nutritional quality of products. However, China's nutrition labeling system is not perfect, and the front of package (FOP) labeling has not been applied in fresh agricultural products. It is of great significance to carry out the nutritional value evaluation of bulk fresh agricultural products in China and explore the application of FOP labels suitable for China to guide consumers to quickly choose products with high nutritional value among the same kind of fresh agricultural products and optimize the supply structures of fresh agricultural products.

Our study searched the PubMed medical literature database and screened the studies related to FOP labeling from 1980 until now, carried out meta – analysis and summarized the international empirical findings that could be applied to the FOP labeling of fresh agricultural products. FOP labeling could help consumers identify whether nutrients of a single food exceeded, perceive health degree of the food, and purchase food with high nutritional quality. It further confirms the application significance of FOP labeling on fresh agricultural products. Some practical experiences of Swedish Keyhole symbol, the American heart – check mark, healthier choice symbol of Singapore, guiding stars labeling in the United States, Choices logo in the Dutch, NuVal nutritional scoring labeling in the United States are worth using for reference, such as to promote application of FOP labeling on fresh food supermarkets; to include restrictive nutrients and encouraging nutrients in the nutrition evaluation standards of fresh agricultural products; to use the nutrient measurement model of summary indicator system for nutrition evaluation.

Based on the nutritional data of 19 kinds of fresh pork, 5 kinds of fresh eggs, 6 kinds of fresh milk, 12 kinds of fresh freshwater fishes in the latest edition of China Food Composition Tables, nutrient-rich foods (NRF) 9.3 model was used for nutrition evaluation, and threshold method, scoring method and rating method were used to design FOP labeling schemes respectively. The NRF9.3 values of fresh pork, fresh eggs, fresh milk, fresh freshwater fishes are $-0.20 \sim 0.90$、 $-2.70 \sim -0.49$、 $0.36 \sim 0.54$、 $0.47 \sim 1.16$ respectively. Fresh pork, fresh freshwater fishes could be more suitable for the use of rating summary indication system of FOP labeling; fresh eggs and fresh milk could be more suitable for FOP labeling with scoring.

According to whether the bulk fresh agricultural products are packaged and fresh and the different initiators of FOP labeling of fresh agricultural products, the presentation form and operation structure of the FOP labels in fresh food supermarkets were discussed. It is found that the poster form of FOP labeling has wide applicability. It could be displayed on the ice platform/freezer of fresh pork, and the seafood tank of fresh water fishes. Shelf FOP labels linked to product prices could be used to packaged pork, boxed eggs, fresh milk in boxes (bags), and packaged fishes. The government-led operation structure is characterized by the government issuing label standards and regulatory rules, fresh food supermarkets using labels according to regulations, and third-party agencies carrying out nutrition database construction, label publicity and effect evaluation, while the operating structure of non-profit social organization certification is mainly characterized by nutrition database construction, nutrition evaluation standards development, labeling social publicity, labeling application review and authority management, government approval of certification qualifications and certification codes of conduct, plus fresh food supermarket labeling application and use.

There are some safeguard measures to promote the implementation and orderly operation of FOP labels of fresh agricultural products in the supermarket: to implement standardized planting, breeding and cold chain supply to stabilize the nutritional structure of fresh agricultural products in supermarkets; to build and improve the nutrition database of fresh agricultural products and improve the guiding function of FOP labels; to promote the dynamic update of FOP labeling nutrition evaluation standards to meet the needs of social development; to gradually promote the application of FOP labels of fresh agricultural products on fresh food supermarkets of different scales; to strengthen FOP labeling publicity and nutrition knowledge education to improve consumers' enthusiasm for use; to monitor the price impact of FOP labeling on fresh agricultural products and food waste issues.

Keywords: fresh agricultural products; nutrition evaluation; front of package labeling; nutrition labeling; nutrient – rich foods model; fresh food supermarket

CONTENTS 目 录

自序
摘要
Abstract

第一章　引言 ……………………………………………… 1

一、研究背景 ………………………………………… 1

二、问题的提出 ……………………………………… 2

三、研究目的与意义 ………………………………… 4

四、文献回顾 ………………………………………… 5

五、研究内容和研究方法 …………………………… 7

六、可能的创新点与难点 …………………………… 13

第二章　基于 Meta 分析 FOP 标签消费引导效果 …… 14

一、相关 RCT 文献来源与筛选 …………………… 14

二、文献质量评价与结果分析 ……………………… 16

三、进一步讨论 ……………………………………… 29

四、本章小结 ………………………………………… 30

第三章　可应用于生鲜农产品的 FOP 标签国际经验 …… 31

一、瑞典 Keyhole 标签使用规定与实施 ………… 31

二、美国心脏检查标志的营养评价标准与实施效果 …… 33

三、新加坡较健康选择标志特征与使用要求 ……… 37

四、美国指引星标签的评级方法与推广应用 ……………… 41

五、荷兰选择标识的营养评价标准与实施效果 …………… 47

六、美国 NuVal 评分标签算法与推广效果 ……………… 50

七、可应用于生鲜农产品的 FOP 标签异同点 …………… 52

八、6 个 FOP 标签的大宗生鲜农产品营养评价标准 …… 56

九、对我国的启发 ………………………………………… 61

十、本章小结 ……………………………………………… 63

第四章　生鲜猪肉营养评价与 FOP 标签方案设计 ……… 64

一、生鲜猪肉营养特性与评价 …………………………… 64

二、生鲜猪肉评分、阈值及评级 FOP 标签方案设计 …… 72

三、不同生鲜猪肉 FOP 标签方案比较 …………………… 75

四、本章小结 ……………………………………………… 76

第五章　生鲜鸡蛋营养评价与 FOP 标签方案设计 ……… 77

一、生鲜鸡蛋营养特性与评价 …………………………… 77

二、生鲜鸡蛋 FOP 标签方案设计 ………………………… 82

三、本章小结 ……………………………………………… 82

第六章　鲜牛奶营养评价与 FOP 标签方案设计 ………… 84

一、鲜牛奶营养特性与评价 ……………………………… 84

二、鲜牛奶评分与评级 FOP 标签方案设计 ……………… 89

三、不同鲜牛奶 FOP 标签方案的比较 …………………… 90

四、本章小结 ……………………………………………… 90

第七章　鲜活淡水鱼营养评价与 FOP 标签方案设计 …… 91

一、鲜活淡水鱼营养特性与评价 ………………………… 91

二、鲜活淡水鱼评分、评级 FOP 标签方案设计 ………… 98

三、不同鲜活淡水鱼 FOP 标签方案比较 ……………………… 100

四、本章小结 ……………………………………………………… 100

第八章　超市生鲜农产品 FOP 标签展现与运行架构 ………… 101

一、生鲜农产品 FOP 标签在超市的展现形式研究 …………… 101

二、生鲜农产品 FOP 标签运行架构设想 ……………………… 105

三、本章小结 ……………………………………………………… 107

第九章　研究结论与保障措施 ……………………………………… 108

一、主要研究结论 ………………………………………………… 108

二、超市生鲜农产品 FOP 标签发展的保障措施 …………… 109

三、研究不足与展望 ……………………………………………… 111

参考文献 ……………………………………………………………… 114

附录 …………………………………………………………………… 121

第一章 引 言

一、研究背景

生鲜农产品是指未经加工或只经清洗、分拣、分割等少量初加工，在常温下不易长期保存的初级农产品，一般包括水果、蔬菜、肉蛋奶以及水产品（昝梦莹等，2020）。随着我国居民食物消费的不断升级，生鲜消费需求与过去有了很大改变，根据《中国统计年鉴（2020）》，2013年以来，我国居民人均生鲜农产品（鲜菜、肉类、水产品、蛋类、奶类、鲜瓜果的总和）消费量逐年增长，到2019年达到210.3kg/人，比2013年增长了11.51%。随着人们健康意识的提高，我国居民还开始关注生鲜农产品的营养价值（刘建鑫 等，2016）。但是，我国居民的膳食结构仍不够合理，据《中国居民营养与慢性病状况报告（2020年）》指出，近年来居民膳食脂肪供能比持续上升，而水果、奶类等生鲜农产品消费量不足（中华人民共和国中央人民政府，2020）。尝试在生鲜农产品标示营养标签，对居民了解农产品营养状况与引导他们做出健康选择有重要意义。

我国对包装生鲜农产品不强制标示营养成分表，《预包装食品营养标签通则》（GB 28050—2011）规定了包装的生肉、生鱼、生蔬菜和水果、禽蛋豁免强制标示营养标签。FOP（Front of Package，FOP）标签，又称包装正面标签、包装正面标识、前包装标签，是指使用营养素度量法（Nutrient Profile，NP），通过图标、符号显示或概括食物的营养成分（Neal 等，2017）。实践证明，FOP标签信息比营养成分表信息更容易理解（Bix 等，2015；Fatmah，2019），也就是说，我国包装生鲜农产品按照《预包装食品营养标签通则》标示营养成分表，传递的营养信息可能比FOP标签更好理解。当前，美国、荷兰、瑞典、新加坡等国已率先在生鲜农产品实施 FOP 标签。然而，我国 FOP 标签起步晚，直到 2017 年中国营养学会试行国内首个 FOP 标签——"健康选择"标识，对低脂低钠低糖食品进行标示，并在 2018 年发布《预包装食品"健康选择"标识规范》（T/CNSS 001—2018）正式启动实施。2019 年 7 月，我国在《健康中国行动（2019—2030 年）》确立了积极推动在食品包装上使用"包装正面标识（FOP）"信息，帮助消费者快速选择健康食品的行动目标。但是，我国 FOP 标签仅以预包装食品为试点，尚未在生鲜农产品实施。因此，本书拟探索适合我国生鲜农产品的 FOP 标签方案、摆放方式、运行架构，希望为健全我国 FOP 标签体系，推进健康中国的合理膳食行动以及优化生鲜农产品供给结构提供研究思路与实践指导。

二、问题的提出

围绕我国居民膳食结构不合理问题，针对 FOP 标签尚未在我国生鲜农产品应用的实际情况，本书提出 4 个研究问题：

（一）FOP 标签能否帮助消费者感知食品健康程度与决定购买健康食品

本书尝试在我国生鲜农产品运用 FOP 标签，但前提是确认 FOP 标签实施比无营养标签或营养成分表发挥更大的消费引导作用。虽然 FOP 标签的设计初衷是帮助消费者快速做出健康选择，但随着国外研究日益增多，关于 FOP 标签的作用还存在争议。为了给生鲜农产品的 FOP 标签应用提供理论支撑，本书拟梳理前人研究结论，从 PubMed 医学文献数据库筛选随机对照试验（Randomized Controlled Trial，RCT）的 FOP 标签文献，通过严格的 Meta 分析步骤判定 FOP 标签在提高消费者的食品标签信息理解程度、感知食品健康程度以及促进健康食品购买等方面的引导作用。

（二）国际上有哪些可应用于生鲜农产品的 FOP 标签经验值得我国借鉴

我国 FOP 标签起步晚，实践经验不足，目前仅在预包装食品应用

FOP 标签。相比之下，全球至少有美国、荷兰、瑞典、新加坡已在生鲜农产品应用 FOP 标签，且这些国家有 10 年以上实践经验。本书拟以上述 4 国的 FOP 标签为案例，从标签特征、实施效果等方面总结国际经验以及梳理大宗生鲜农产品的营养评价标准，并提出若干思考与启发。

（三）如何对我国同类生鲜农产品的营养价值进行评价并开展 FOP 标签方案设计

营养素度量法模型是 FOP 标签的内核，是将生鲜农产品的营养数据转换为营养评价数值，再决定具体标签类型、格式乃至后期展现与运行的营养评价算法。生鲜农产品种类多、营养结构不同，决定了对每一种农产品进行营养价值评价与 FOP 标签方案设计的可行性不高，而需要结合我国经常食用的生鲜农产品营养数据，采用适合评价生鲜农产品营养价值的营养素度量法模型，然后再思考不同生鲜农产品适合使用的 FOP 标签方案。为评价同类生鲜农产品的营养价值，本书采用富含营养素食物（Nutrient‐Rich Foods，NRF）9.3 模型，分别对生鲜猪肉、生鲜鸡蛋、鲜牛奶、鲜活淡水鱼①进行营养评价与 FOP 标签方案设计。

（四）如何促进我国生鲜农产品 FOP 标签在超市实施与推广

生鲜农产品的销售主体众多，但随着生鲜农产品零售业态发展，生鲜超市逐渐成为我国居民购买生鲜农产品的重要渠道。生鲜农产品 FOP 标签方案设计完成后，如何结合生鲜猪肉、生鲜鸡蛋、鲜牛奶、鲜活淡水鱼在生鲜超市的合适摆放位置、可采取的 FOP 标签形式进行有效展示，以及就不同推行主体的标签运行架构搭建等是需要重点研究的问题。因此，本书拟结合我国生鲜超市实际情况与营养标签运行管理

---

① 生鲜农产品还包括新鲜蔬菜与水果，但无论是国外的 Keyhole 标签、心脏检查标志、较健康选择标志、指引星标签、选择标识、NuVal 评分标签，还是我国的"健康选择"标识，均不对新鲜蔬菜与水果设立营养评价标准，直接进行标签标示或者最高星级评价与评分，旨为鼓励消费者多摄入新鲜蔬果，减少果汁、果脯、腌菜等加工蔬果制品摄入。因此，本书对生鲜农产品的营养评价与 FOP 标签方案设计不包括新鲜果蔬。

措施，借鉴国际经验，深入探讨这些问题。

三、研究目的与意义

本书拟开展的生鲜农产品营养评价与 FOP 标签应用主要基于如下 3 个研究目的，且具有两方面的实践意义。

（一）研究目的

1. 为健全我国营养标签体系提供启发

与发达国家相比，我国的营养标签体系尚不完善，虽然我国已在预包装食品与菜品应用营养标签，如营养成分表、"健康选择"标识以及餐饮食品营养标识，但尚未在生鲜农产品应用。所以，本书拟在生鲜农产品探索 FOP 标签应用，不仅能丰富我国 FOP 标签研究成果，而且为完善我国营养标签体系提供新的解决思路。

2. 为生鲜农产品 FOP 标签的落地实施提供研判依据

生鲜农产品 FOP 标签实施离不开适合我国生鲜农产品的 FOP 标签方案、标示位置、标签形式等方面的研究以及运行架构设想。本书基于《中国食物成分表》的生鲜农产品营养数据、我国生鲜超市与营养标签运行的实际情况展开研究，旨为生鲜农产品 FOP 标签落地应用提供研判依据。

3. 为生鲜农产品 FOP 标签的有序运行提供管理对策

生鲜农产品 FOP 标签落地实施需要一套周密详尽的运行架构。与预包装食品营养成分表相比，应用于生鲜农产品的 FOP 标签在实施对象、标签格式、营养评价标准、摆放场地等方面有显著差异，因此，本书拟结合生鲜农产品 FOP 标签特点，提出适合我国 FOP 标签的运行架构与保障措施。

（二）研究意义

1. 指导居民在同类生鲜农产品中选购营养价值高的产品，推进健康中国的合理膳食行动

针对当前我国生鲜农产品普遍缺乏营养标签，提供产品营养信息有

限且同类产品营养价值较难比较的实际情况，本书拟探索大宗生鲜农产品 FOP 标签应用，为指导居民合理膳食，优化同类农产品消费结构，增加优质农产品摄入，适度减少饱和脂肪酸、胆固醇含量偏高产品消费，对预防日益凸显的超重肥胖以及慢性病问题有重要意义。

2. 优化生鲜农产品供给结构，推动营养导向型农业发展

除了促进居民科学合理膳食，生鲜农产品 FOP 标签的实施还能对食物供给侧结构性改革产生积极影响。我国生鲜农产品一旦标示 FOP 标签，则产生营养品质的分等分级，对引导生产者、批发商、零售商增加优质农产品供应，以及从育种、种养、加工等环节发展营养导向型农业有重要意义。

四、文献回顾

结合拟解决的研究问题，本书从生鲜农产品标示营养标签、FOP 标签在生鲜农产品的应用与效果两方面展开文献述评，旨在了解本领域研究的新进展、存在的问题以及今后努力的方向。

（一）生鲜农产品标示营养标签研究现状

当前学术界围绕生鲜农产品标示营养标签的可行性与实施效果展开一些讨论。生鲜农产品营养标签在我国尚未实施，关注该领域的国内学者聚焦国际经验介绍，如朱宏等（2020）剖析美国、欧盟、加拿大、澳大利亚、新西兰、日本等的食用农产品营养标签法规；黄泽颖等（2021a）对美国、荷兰、新加坡、瑞典 4 国可用于生鲜农产品的 FOP 标签进行案例分析。还有学者对生鲜农产品标示营养标签问题提出见解，即生鲜农产品的营养成分因不同品种与产地有所差异，不适合采用《预包装食品营养标签通则》（GB 28050—2011）定量标注营养信息（朱宏等，2019）。在国外，为评估生鲜农产品营养标签实施效果，一些学者基于消费者调查，肯定了标示营养标签的生鲜农产品对消费者购买更优质食材的引导作用，例如，美国佛罗里达大学食品和农业科学研究中心的学者研究发现，如果生鲜鱼类包装贴上营养标签，消费者更愿意购买更多的生鲜水产品（李明爽，2016）。Wortmann 等（2018）在线调查德国消费者对硒强化苹果及其富硒营养声称的接受度发现，硒强化苹果标示营养声称有较大的市场需求量。然而，也有学者补充发现，生鲜农产品标示营养标签发挥的作用不如产地与品质标识，例如，Banovic 等（2019）检验水产品营养声称对消费者购买行为的影响发现，虽然营养声称发挥了作用，但并非最关注的标识，在一般情况下，消费者会优先考虑本土化声称、生态标识，然后再关注营养声称。

（二）FOP 标签在生鲜农产品应用与效果的研究现状

在我国，学者们倾向于介绍预包装食品 FOP 标签国际经验（王瑛瑶等，2020），也有学者尝试探索 FOP 标签在香肠上的应用（黄泽颖等，2021b）以及粮食及制品 FOP 标签运行机制（黄泽颖，2020b），但鲜有学者探讨 FOP 标签在生鲜农产品的应用情况。在国外，一些学者尝试调查 FOP 标签推行情况，例如，Gillon - Keren 等（2020）调查以色列卫生部实施两种 FOP 标签，即强制性与自愿性警告标签的效果。还有一些学者基于消费者调查数据，基本肯定了 FOP 标签的实施效果，例如，Fischer 等（2011）研究发现，指引星标签已成为美国消费者快速识别生鲜农产品营养价值的有效工具。Mørk 等（2017）分析瑞典锁孔（Keyhole）标签对消费者购买生鲜农产品行为的影响发现，生鲜农产品标示 Keyhole 标签后销售额增长了约 20%。Finkelstein 等（2020）调查发现，标示较健康选择（Healthier Choice）标志有利于提高消费者对生鲜农产品的购买量。

（三）研究综述

从上述文献可知，FOP 标签在预包装食品的应用研究比较常见，而在生鲜农产品的应用研究较少，但该领域的研究成果正逐步增加，未来将成为研究热点。从国外研究结论可知，FOP 标签有利于消费者了解生鲜农产品营养价值并增加购买量，为我国启动生鲜农产品 FOP 标签提供启发。针对当前我国比较缺少生鲜农产品营养标签的探索性研究，本书拟结合我国大宗生鲜农产品的营养数据进行营养评价，并尝试开展 FOP 标签在生鲜超市的应用探索。

五、研究内容和研究方法

（一）研究内容

本书共有 9 个章节，但整体上共有 FOP 标签消费引导效果 Meta 分析、可应用于生鲜农产品 FOP 标签国际经验、大宗生鲜农产品营养评价、大宗生鲜农产品 FOP 标签方案设计、超市生鲜农产品 FOP 标签展现形式、超市生鲜农产品运行架构、保障措施 7 项研究内容。

1. FOP 标签消费引导效果的 Meta 分析

为进一步确认 FOP 标签的健康消费引导效果，本书拟从 PubMed 医学文献数据库检索并筛选 1980 年至今随机对照试验（RCT）的 FOP 标签相关研究，首先开展文献质量评价与偏倚风险分析，然后将有无 FOP 标签作为实验组与对照组，从食品标签信息理解程度、食品健康程度感知、低限制性营养成分食品（低能量、低饱和脂肪酸、低钠、低糖）购买等结局指标开展 FOP 标签消费引导效果的 Meta 分析。

2. 可应用于生鲜农产品的 FOP 标签国际经验与启发

本书拟通过官网、文献与新闻报道等途径对瑞典的锁孔（Keyhole）标识、美国心脏协会的心脏检查（Heart - Check）标志、美国 NuVal 有限责任公司的 NuVal 评分标签、美国指引星认证企业的指引星（Guiding Stars）标签、新加坡的较健康选择（Healthier Choice）标志、荷兰选择国际基金会的选择标识等可应用于生鲜农产品的 FOP 标签，从标签特征、营养评价标准、实施效果等方面总结国际经验，以及对比异同点与梳理生鲜农产品营养评价标准，并提出若干启发。

3. 基于 NRF 9.3 模型评价大宗生鲜农产品营养价值

本书以我国的生鲜猪肉、生鲜鸡蛋、鲜牛奶、鲜活淡水鱼为研究对象，采用《中国食物成分表》（标准版第6版第1、2册）[①] 的19种生鲜猪肉、5种生鲜鸡蛋、6种鲜牛奶、12种鲜活淡水鱼的营养数据，基于国外FOP标签纳入的营养成分，选择富含营养素食物（NRF）9.3模型进行营养评价。

4. 探索FOP标签方案在大宗生鲜农产品的应用

结合大宗生鲜农产品的NRF 9.3值，本书拟结合应用于生鲜农产品的FOP标签国际经验，分别采用总结指示体系的阈值法、评分法、评级法对生鲜猪肉、生鲜鸡蛋、鲜牛奶、鲜活淡水鱼开展FOP标签设计，并得出比较适合的方案。

5. 适合我国超市的生鲜农产品FOP标签展现形式

为促进生鲜农产品FOP标签在生鲜超市应用，本书就生鲜猪肉、生鲜鸡蛋、鲜牛奶、鲜活淡水鱼常见的超市摆放方式与位置，根据是否包装与鲜活，探讨不同生鲜农产品比较合适的FOP标签标示位置与形式。

6. 探索我国超市生鲜农产品FOP标签运行架构

根据不同生鲜农产品FOP标签推行主体，本书拟从管理层、认证层、监管层、实施层、支撑层探讨政府主导型FOP标签运行架构以及企业、非营利性社会组织认证的FOP标签运行架构，并明确各层的职责与分工。

7. 推动超市生鲜农产品FOP标签运行的保障措施

为推动超市生鲜农产品FOP标签的有序运转，本书根据大宗生鲜农产品FOP标签方案与生鲜超市FOP标签展现形式与运行架构，从支撑生鲜农产品FOP标签方案设计、提高消费者的FOP标签使用率、避

---

① 《中国食物成分表》（标准版第6版第1册）是我国2018年出版的最新植物性原料和食品成分数据库，采用国家标准共收集了谷类及制品、薯类及制品、干豆类及制品、蔬菜类及制品、水果类及制品、坚果与种子类等1110余条食物的营养成分数据。《中国食物成分表》（标准版第6版第2册）是我国2019年11月出版的最新动物性原料和食品成分数据库，采用国家标准的检测方法，共收集了畜肉类、禽肉类、乳类、蛋类、鱼虾蟹贝类及制品等3 600条食物的营养成分数据。这两册《中国食物成分表》的营养成分数据丰富，包括能量、宏量营养素、维生素、矿物质。

免 FOP 标签产生负向影响三个方面提出保障措施。

(二) 研究方法

本书主要有两个研究方法：一是 Meta 分析 FOP 标签的消费引导效果，二是运用富含营养素食物 (NRF) 9.3 模型开展生鲜农产品整体营养价值评价。

1. Meta 分析

Meta 分析又称荟萃分析、汇总分析、整合分析，是对具有相同研究题目的多个医学研究进行综合分析的一系列过程，包括提出研究问题、制定纳入和排除标准、检索相关研究、汇总基本信息、综合分析并报告结果等，目的在于增大样本含量，减少随机误差，增大检验效能 (Glass，1976)。

Meta 分析共有 7 个步骤：一是文献检索，针对研究目的，制定检索策略，尽可能系统全面地收集所有相关文献。检索策略包括检索词、检索方式和检索范围，其中，检索词即主题词和关键词。在检索过程中变换检索词，增加检索的文献量，使检索的文献更加全面。检索方式主要通过网上医学数据库进行，再辅以手工检索相关文献。二是文献纳入与排除，即根据研究目的和意义制定合理筛选文献的标准，主要考虑研究对象、研究的设计类型、文献发表的年限和语种、暴露或干预的定义、重复发表的文献 (张天嵩等，2014)。三是文献质量评价，指对即将纳入 Meta 分析的文献采用一定的标准评价文献质量，根据文献的设计类型选择相应的评价工具，如随机对照试验常用工具有 Consort 声明、Delphi 清单、Jadad 量表和 Chalmers 量表 (周登远、汪培山，2004)。四是数据及相关信息提取，包括纳入文献的基本信息、研究对象的特征、样本含量、结局指标、Meta 分析的效应指标。五是异质性检验，在对两个或两个以上的研究结果进行汇总、合成前要进行异质性检验，包括 Q 值统计量检验法、H 统计量、I^2 统计量 (王丹等，2009)。六是合并效应量，根据异质性检验结果，选择合适的合并模型对数据资料进行统计分析，若各研究间不存在异质性，则选用固定效应模型合并效应量；若各研究间存在异质性，则选用随机效应模型合并效应量，并对异质性来源进行分析和说明。七是发表偏倚分析，即在收集资料前制定合理的纳入排除标准，在收集资料阶段做到尽可能全面系统的文献收集，从而控制发表偏移对合并结果的影响（郑明华，2013）。

2. 富含营养素食物（NRF）9.3 模型

营养素度量法是 FOP 标签的食物营养评价算法，以预防疾病和促进健康为目的，依据食品营养成分及其含量进行分级，是一种既满足营养素需求又不超出能量需要的新型评价方法（Azaïs - Braesco 等，2006）。目前，全球的营养素度量法模型多达十几种，运用了鼓励性或限制性营养成分或两者结合，如营养质量指数（Nutritional Quality Index，NQI）、整体营养质量指数（Overall Nutritional Quality Index）、推荐营养素（Recommended Nutrients，RN）模型、限量营养素（Limited Nutrients，LN）模型、天然富含营养素（Naturally Nutrient Rich，NNR）模型、富含营养素食物（Nutrient - Rich Foods，NRF）模型（Drewnowski 等，2008）。其中，富含营养素食物（NRF）9.3 模型选择了居民膳食健康相关的 9 种鼓励性营养成分和 3 种限制性营养成分，整合了富含营养素食物评分（NR）与限量营养素评分（LIM）的优势，被认为是适用性广和实用性强的营养素度量法模型（Drewnowski，2010），已被学者运用于午餐肉与香肠（Drewnowski，2010；黄泽颖等，2021b）、食用菌（邓梦雅等，2019）、杂粮（杨清清等，2020）等食物的整体营养价值评价。需要强调的是，NRF 9.3 模型以每 100kcal 食物的营养密度为统计口径，有效解决了生鲜农产品营养成分非匀性问题，NRF 9.3 模型的计算公式如下：

$$NR9_{100\,kcal} = \sum_{1-9}(nutrient_i/DV_i)/S_i \times 100, i = 1,2,3,\cdots,9$$

$$(1-1)$$

（1-1）式中，$NR9_{100kcal}$ 表示每 100kcal 食物中 9 种鼓励性营养成分含量占每日推荐摄入量的比例之和。$nutrient_i$ 表示鼓励性营养成分的每单位含量。DV_i 表示鼓励性营养成分的每日推荐摄入量。S_i 表示能量的每单位含量。

$$LIM_{100\text{kcal}} = \sum_{1-3}(limnutrient_i/MRV_i)/S_i \times 100, i = 1,2,3$$

$$(1-2)$$

（1-2）式中，$LIM_{100\text{kcal}}$ 表示每 100kcal 食物中 3 种限制性营养成分含量占每日推荐摄入量的比例之和。$limnutrient_i$ 表示限制性营养成分的每单位含量。MRV_i 表示限制性营养成分每日最高推荐摄入量。S_i 表示能量的每单位含量。

$$NRF9.3_{100\text{kcal}} = NR9_{100\text{kcal}} - LIM_{100\text{kcal}} \qquad (1-3)$$

（1-3）式中，$NRF9.3_{100\text{kcal}}$ 表示每单位食物的营养价值评分。一般认为，$NRF9.3 > 0$ 表示每 100kcal 食物中鼓励性营养成分含量高于限制性营养成分，$NRF9.3$ 越高，食物营养价值越高；而 $NRF9.3 < 0$ 表示 100kcal 食物中鼓励性营养成分含量低于限制性营养成分，$NRF9.3$ 越低，食物营养价值越低（Drewnowski，2010）。

NRF 9.3 模型所需的生鲜农产品营养数据来自《中国食物成分表》，而每日最高推荐摄入量数据来自《预包装食品营养标签通则》（GB 28050—2011）的附录 A《食品标签营养素参考值（NRV）及其使用方法》（附录表 1）。对于《中国食物成分表》，中国疾病预防控制中心营养与健康所从 1952 年起开始编制，至今已第 6 版，收录了 1 110 余条植物性食物与 3 600 条动物性食物的营养成分数据（杨月欣等，2018；杨月欣等，2019）。鉴于《中国食物成分表》是当前我国比较权威的食物成分数据库，且几乎收录了我国大宗生鲜农产品的营养数据，故本书采集《中国食物成分表》（第 6 版的第二册）的代表性生鲜农产品（生鲜猪肉、生鲜鸡蛋、鲜牛奶、鲜活淡水鱼）的营养成分数据。本书拟结合锁孔标签、心脏检查标志、较健康选择标志、指引星标签、选择标识、NuVal 评分标签 6 个国外现行 FOP 标签纳入不同生鲜农产品的营养成分，结合《中国食物成分表》已有的食物与营养数据，利用 NRF 9.3 模型展开营养评价研究。

结合拟开展的研究内容与采用的研究方法，本书的技术路线如图 1-1 所示。

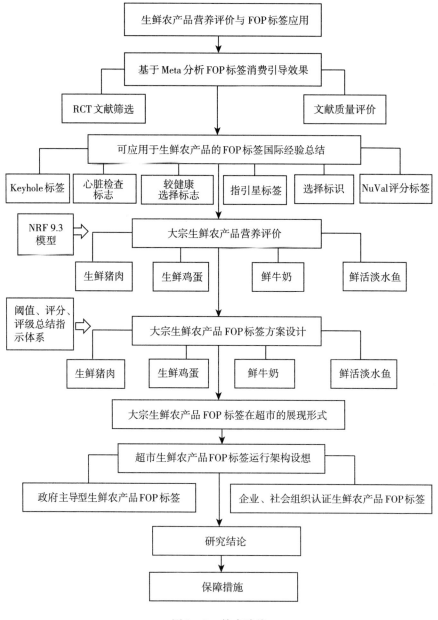

图 1-1 技术路线

六、可能的创新点与难点

本书首次对我国大宗生鲜农产品开展营养评价与 FOP 标签应用，既有创新性，又具有挑战性。

(一) 研究内容创新

生鲜农产品 FOP 标签在我国是一个完全创新的研究领域，本书尝试结合国际经验与营养素度量法模型——NRF 9.3 模型，以及借鉴国际 FOP 标签经验，对我国大宗肉蛋奶、水产品的营养价值进行整体评价并探索适合我国生鲜超市的 FOP 标签形式（格式、摆放位置）与运行架构，研究内容具有创新性。

(二) 研究难点

本书可能面临两大研究难点：一是如何借鉴运用于生鲜农产品的 FOP 标签国际经验，探索适合我国大宗生鲜农产品的 FOP 标签；二是如何结合生鲜超市摆放肉蛋奶、水产品的冰柜/冰台与展示架，探讨 FOP 标签最佳的标示位置与形式。

第二章 基于 Meta 分析 FOP 标签消费引导效果

在总结生鲜农产品 FOP 标签国际经验以及尝试在生鲜猪肉、生鲜鸡蛋、鲜牛奶、鲜活淡水鱼应用 FOP 标签之前，本章节拟对随机对照试验 FOP 标签文献开展 Meta 分析，旨在进一步确认 FOP 标签的消费引导作用。

一、相关 RCT 文献来源与筛选

当前，我国关于 FOP 标签对健康食品选择、摄入影响的中文文献较少，故本书通过检索 PubMed 医学文献数据库，查阅 1980 年 1 月 1 日至 2020 年 10 月 4 日的英文文献，以 "front of package label" "front of package labeling" "front of package nutrition label" "fop labeling" "keyhole symbol" "healthier choices symbol" "traffic light signpost labeling" "health star rating system" "guiding stars labeling" "heart - check mark" "nuval scoring labeling" "choices logo" "nutrInform battery labeling" "nutrInform battery labeling" "warn labeling" "facts up front labeling" "guideline daily amounts labeling" 17 个关键词以及 "healthy food choices" "healthy food purchases" "select healthy food" 3 个关键词交叉形成 17×3 共 51 个词进行主题检索。见图 2-1，共搜索相关文献 183 篇，初步查重后获得文献 155 篇，然后阅读题目和摘要，排除综述、非干预性研究文献 115 篇，然后再排除 22 篇非随机对照试验类文献与 10 篇数据不完整文献，最终纳入 8 篇文献，累计样本量 7 639 例，其中实验组 3 977 例，对照组 3 662 例。

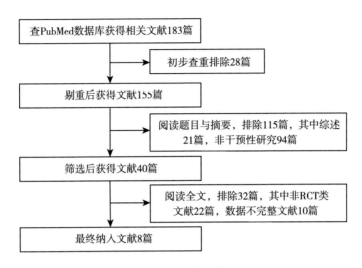

图 2-1 纳入文献的筛选流程

然后，本书以 RCT 研究类型、消费者研究对象、非 FOP 标签（营养事实标签/营养成分表或无任何营养标签）对照组、结局指标作为文献分析内容。见表 2-1，纳入研究的 8 篇文献发表于 2012—2019 年，以美国、加拿大、法国、新西兰、巴西的成年居民为研究对象，对照组以无营养标签（no label）居多，实验组既有统称的 FOP 标签，又有具体形式的 FOP 标签，其中，出现频率最高的是交通灯信号标签。结局指标以感知食品的健康程度为主，除 2 篇文献否定 FOP 标签对健康食品选择与购买的作用外，其余 6 篇均认可 FOP 标签的消费引导作用。

表 2-1 纳入研究的 8 篇文献情况

纳入文献	研究类型	研究对象	对照组	实验组	结局指标	研究结论
Goodeman 等（2012）	RCT	430 名加拿大 18 岁及以上居民	无标签	交通灯信号标签	①	FOP 标签能更有效地帮助受访者选择低钠食品
Roberto 等（2012）	RCT	703 名美国成年人	无标签	正面事实标签、交通灯信号标签	①②	正面事实标签与交通灯信号标签能提高受访者的营养知识

（续）

纳入文献	研究类型	研究对象	对照组	实验组	结局指标	研究结论
Graham 等（2016）	RCT	153 对美国父母及子女	无标签	多交通灯信号标签、正面事实标签	③	多交通灯信号标签、正面事实标签对受访者选择较健康的食品作用不大
Julia 等（2016）	RCT	901 名法国18 岁及以上居民	无标签	营养评分标签	④	营养评分标签对受访者购买更健康食品的影响有限
Mhurchu 等（2017）	RCT	1 500 名新西兰 18 岁及以上居民	营养事实标签	多交通灯信号标签、健康星级评分标签	③	频繁使用多交通灯信号标签、健康星级评分标签的受访者购买的食品更健康
Khandpur 等（2018）	RCT	1 607 名巴西成年居民	无标签	FOP 标签	②⑤	FOP 标签提高了受访者对更健康食品的购买意愿
Egnell 等（2019）	RCT	2 907 名法国18～25 岁居民	无标签	营养评分标签（Nutri - score 标签）	④	营养评分标签能让受访者购买营养价值高的食物
Khandpur 等（2019）	RCT	2 419 名巴西成年人	无标签	警告标签	②⑤	警告标签能提高受访者对食品营养成分的理解和认知

注：结局指标①、②、③、④、⑤分别代表对食品标签信息的理解程度、感知食品的健康程度、购买每 100g 食品的能量、饱和脂肪酸、钠与糖含量、英国食品标准局营养分析系统（FSA 评分）、营养含量得分（Nutrient Content Score）。

二、文献质量评价与结果分析

本书采用 RevMan 5.3.5 软件对上述 8 篇文献进行文献质量评价。首先，按照 Cochrane 系统评价手册 Version 5.1.0（Higgins & Green，2011）的随机对照试验偏倚风险评估工具对纳入的 RCT 文献进行方法学评价。RCT 文献完全满足上述标准，发生各种偏倚的可能性最小，文献质量为 A 级；部分满足上述质量标准，发生偏倚的可能性为中度，B 级；完全不满足上述质量标准，发生偏倚的可能性为高度，C 级。然后，纳入研究结果的异质性采用 $\chi 2$ 检验，当 $P \geqslant 0.10$，$I^2 \leqslant 50\%$ 时，采用固定效应模型（fixed effects model）；反之，则根据数据类型采用二分类变量或连续变量 Meta 分析方法对各实验结果进行异质性检验，当各研究结果之间存在同质性，则选择固定效应模式，反之选择随机效应模式。计算资料效应量采用合并 OR 值，而计算资料效应量采用加权均数差（Mean Difference，MD）与 95％ 的可信区间（Confidence Intervals，CI）表示合并效应大小，并将汇总的统计结果以森林图的形式展现。

（一）文献质量评价与偏倚风险分析

纳入研究的文献质量评价结果与随机纳入试验的偏倚风险如图 2-2 与图 2-3 所示，8 篇文献的质量评价均为 B 级，其中有 3 篇文献（Julia 等，2016；Khandpur 等，2018；Egnel 等，2019）描述了随机方法，4 篇文献（Roberto 等，2012；Graham 等，2016；Mhurchu 等，2017；Egnel 等，2019）不隐藏样本分配方案，且分别有 3 篇（Mhurchu 等，2017；Khandpur 等，2018；Egnel 等，2019）和 1 篇文献（Mhurchu 等，2017）对研究者和受试者实施盲法。所有研究的结局指标均数据完整，且偏倚风险较低。

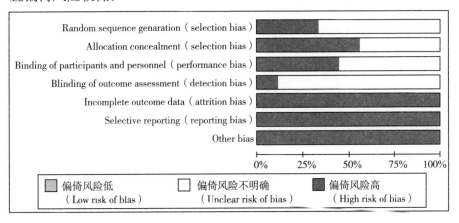

图 2-2　纳入文献质量评价

注：Random sequence generation 为随机序列产生；Allocation concealment 为分配方案隐藏；Blinding of participants and personnel 为对研究对象施盲；Incomplete outcome data 为结局指标数据完整；Selective reporting 为选择性报告；Other bias 为其他偏倚。

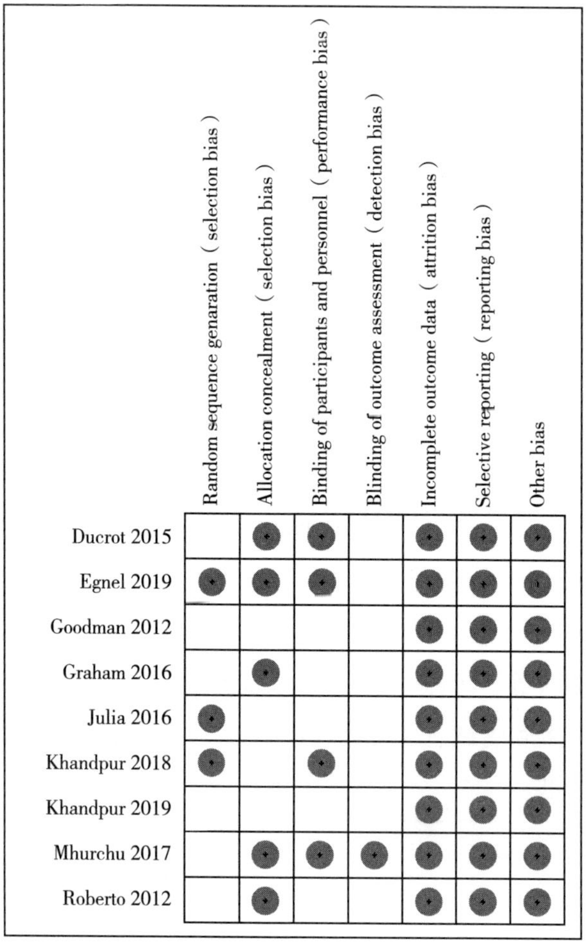

图 2-3　纳入试验的偏倚风险分析

注：Random sequence generation 为随机序列产生；Allocation concealment 为分配方案隐藏；Blinding of participants and personnel 为对研究对象施盲；Incomplete outcome data 为结局指标数据完整；Selective reporting 为选择性报告；Other bias 为其他偏倚。

表 2-2　纳入 RCT 研究的方法学质量评价

纳入文献	随机序列的产生	分配方案隐藏	对研究对象施盲	测评者采取盲法	结局指标数据完整	选择性报告	其他偏倚	质量评级
Goodman 等（2012）	不清楚	不清楚	不清楚	不清楚	是	低	低	B

(续)

纳入文献	随机序列的产生	分配方案隐藏	对研究对象施盲	测评者采取盲法	结局指标数据完整	选择性报告	其他偏倚	质量评级
Roberto 等（2012）	不清楚	否	不清楚	不清楚	是	低	低	B
Graham 等（2016）	不清楚	否	不清楚	不清楚	是	低	低	B
Julia 等（2016）	是	不清楚	不清楚	不清楚	是	低	低	B
Mhurchu 等（2017）	不清楚	否	是	是	是	低	低	B
Khandpur 等（2018）	是	不清楚	是	不清楚	是	低	低	B
Egnel 等（2019）	是	否	是	不清楚	是	低	低	B
Khandpur 等（2019）	不清楚	不清楚	不清楚	不清楚	是	低	低	B

（二）Meta 分析结果

1. 有无 FOP 标签下受访消费者购买每 100g 食品能量与营养素含量

在有无 FOP 标签情况下，本书比较受访消费者购买每 100g 食品所含能量、饱和脂肪酸、钠、糖的含量（表 2-3 至表 2-6）。由表 2-3 与图 2-4 可知，两项研究间的异质性检验结果 $P=0.35$（$\geqslant 0.10$），$I^2=49.4\%$（$\leqslant 50\%$），表明两篇文献不存在异质性，可采用固定效应模型进行 Meta 分析。结果显示，FOP 标签能帮助受访消费者购买能量较低的食品，但合并效应不具有统计学意义 [$WMD=-0.70$，$95\%CI$（-2.75，4.14），$P=0.75$]。因此，相比无 FOP 标签，FOP 标签能引导消费者购买低能量食品的结论不成立。

表 2-3　受访消费者购买每 100g 食品的能量含量（KJ）

Study or subgroup	实验组			对照组			Mean Difference	
	Mean	SD	Total	Mean	SD	Total	Weight	Ⅳ，Fixed 95％ CI
Mhurchu 等（2017）	217.8	84.6	459	211.2	86.2	455	9.7％	−6.60 [−17.67，4.47]
Graham 等（2016）	136.19	8.21	35	137.67	6.70	30	90.3％	1.48 [−2.15，5.11]
Total（95％）			492			485	100％	0.70 [−2.75，4.14]

Heterogeneity Chi² ＝0.74，df＝1（P＝0.35），I² ＝49.4％

Test for overall effect Z＝0.07（P＝0.75）

注：Mean 是指受访消费者购买每 100g 食品的能量含量（KJ）。

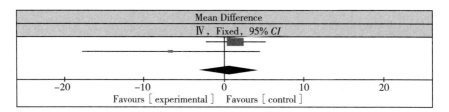

图 2-4　受访消费者购买每 100g 食品的能量含量（KJ）森林图

由表 2-4 和图 2-5 可知，两项研究间的异质性检验结果 $P＝0.31$（≥0.10），$I^2＝49.4\%$（≤50％），表明各研究间不存在异质性，可采用固定效应模型进行 Meta 分析。结果显示，FOP 标签能帮助受访消费者购买饱和脂肪酸含量较低的食品，但合并效应不具有统计学意义 [$WMD＝-0.12$，95％ CI（−0.09～0.32），$P＝0.51$]。因此，相比无 FOP 标签，FOP 标签引导消费者购买低饱和脂肪酸食品的结论不成立。

表 2-4　受访消费者购买每 100g 食品的饱和脂肪酸含量（g）

Study or subgroup	实验组			对照组			Mean Difference	
	Mean	SD	Total	Mean	SD	Total	Weight	Ⅳ，Fixed 95％ CI
Mhurchu 等（2017）	4.1	2.9	459	4.2	3.7	455	23.2％	0.10 [−0.33，0.53]

（续）

Study or subgroup	实验组			对照组			Mean Difference	
	Mean	SD	Total	Mean	SD	Total	Weight	Ⅳ，Fixed 95% CI
Graham 等（2016）	0.99	0.47	35	1.11	0.5	30	76.8%	0.12 [−0.12，0.36]
Total（95%）			492			485	100%	0.12 [−0.09，0.32]

Heterogeneity Chi^2=0.57，df=1（P=0.31），I^2=49.4%

Test for overall effect　Z=0.04（P=0.51）

注：Mean 是指受访消费者购买每 100g 食品的饱和脂肪酸含量（g）。

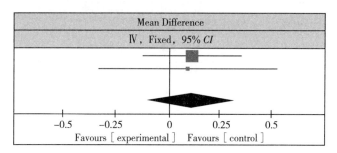

图 2-5　受访消费者购买每 100g 食品的饱和脂肪酸含量（g）森林图

由表 2-5 与图 2-6 可知，两篇文献研究间的异质性检验结果 P=0.27（≥0.10），I^2=49.4%（≤50%），表明各研究间不存在异质性，可采用固定效应模型进行 Meta 分析。结果显示，FOP 标签能帮助受访消费者购买钠含量较低的食品，但合并效应不具有统计学意义［WMD=3.42，95% CI（−9.18～16.03），P=0.70］。因此，与无 FOP 标签相比，FOP 标签能引导消费者购买低钠食品的结论不成立。

表 2-5　受访消费者购买每 100g 食品的钠含量（g）

Study or subgroup	实验组			对照组			Mean Difference	
	Mean	SD	Total	Mean	SD	Total	Weight	Ⅳ，Fixed 95% CI
Mhurchu 等（2017）	377.4	2 193	459	334.4	1 069	455	0.3%	−43.00 [−266.38，180.38]

（续）

Study or subgroup	实验组			对照组			Mean Difference	
	Mean	SD	Total	Mean	SD	Total	Weight	Ⅳ，Fixed 95% CI
Graham 等（2016）	167.80	30.50	35	171.37	21.16	30	99.7%	3.57［−9.06，16.20］
Total（95%）			494			485	100%	3.42［−9.18，16.03］

Heterogeneity Chi^2=0.59，df=1（P=0.27），I^2=49.4%

Test for overall effect　Z=0.05（P=0.70）

注：Mean 是指受访消费者购买每 100g 食品的钠含量（g）。

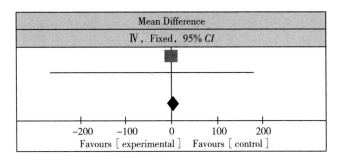

图 2-6　受访消费者购买每 100g 食品的钠含量（g）森林图

由表 2-6 与图 2-7 可知，两篇文献间的异质性检验结果 P=0.44（≥0.10），I^2=49.4%（≤50%），可认为各研究间不存在异质性，采用固定效应模型进行 Meta 分析。结果显示，FOP 标签能帮助受访消费者选购糖含量较低的食品，但合并效应不具有统计学意义［WMD=0.09，95% CI（−0.51～0.69），P=0.65］。因此，与无 FOP 标签相比，FOP 标签引导消费者购买低糖食品的结论不成立。

表 2-6　受访消费者购买每 100g 食品的糖含量（g）

Study or subgroup	实验组			对照组			Mean Difference	
	Mean	SD	Total	Mean	SD	Total	Weight	Ⅳ，Fixed 95% CI
Mhurchu 等（2017）	9.6	7.2	459	9.6	8.4	455	35.0%	0.00［−1.01，1.01］

（续）

Study or subgroup	实验组			对照组			Mean Difference	
	Mean	SD	Total	Mean	SD	Total	Weight	Ⅳ，Fixed 95％ CI
Graham 等（2016）	5.19	1.61	35	5.33	1.45	30	65.0％	0.14［−0.60，0.88］
Total（95％）			492			485	100％	0.09［−0.51，0.69］

Heterogeneity Chi^2＝0.42，df＝1（P＝0.44），I^2＝49.4％

Test for overall effect Z＝0.07（P＝0.65）

注：Mean 是指受访消费者购买每 100g 食品的糖含量（g）。

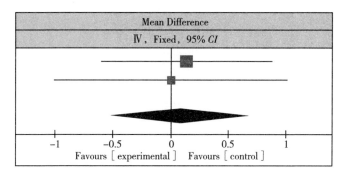

图 2-7 受访者购买每 100g 食品的糖含量（g）森林图

2. 有无 FOP 标签下受访消费者对健康食品的购买意愿

一些学者（Roberto 等，2012；Khandpur 等，2018；Khandpur 等，2019）采用 7 级李克特列表测量受访消费者在有无 FOP 标签下对健康食品的购买意愿，0 到 7 表示购买意愿从弱到强。如表 2-7 与图 2-8 所示，3 项研究间的异质性检验结果 P＝0.41（≥0.10），I^2＝23.56％（≤50％），这表明，各研究间不存在异质性，可采用固定效应模型进行 Meta 分析。结果显示，FOP 标签能提高受访消费者对健康食品的购买意愿，且合并效应具有统计学意义［WMD＝0.89，95％ CI（0.78～1.00），P＝0.03］。因此，与无 FOP 标签相比，FOP 标签能显著提高消费者对健康食品的购买意愿。

表 2 - 7　受访消费者对健康食品的购买意愿

Study or subgroup	实验组			对照组			Mean Difference	
	Mean	SD	Total	Mean	SD	Total	Weight	Ⅳ，Fixed 95% CI
Khandpur 等 （2019）	4.12	1.69	607	4.61	1.49	604	37.2%	0.49 [0.31，0.67]
Khandpur 等 （2018）	3.28	1.70	1 607	4.66	2.63	1 607	51.1%	1.38 [1.23，1.53]
Roberto 等 （2012）	3.64	1.33	142	3.64	1.33	123	11.6%	0.00 [−0.32，0.32]
Total （95%）			2 356			2 334	100%	0.89 [0.78，1.00]

Heterogeneity Chi^2=0.37，df=2 （P=0.41），I^2=23.56%

Test for overall effect　Z=2.21 （P=0.03）

注：Mean 是指受访消费者对健康食品的购买意愿（0～7 级）。

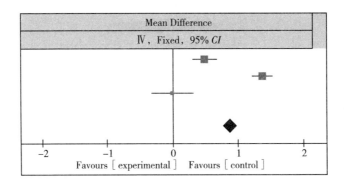

图 2 - 8　受访消费者对健康食品的购买意愿森林图

3. 有无 FOP 标签下受访消费者所购买食品的营养质量

学者们（Julia 等，2016；Egnel 等，2019）采用英国食品标准局营养分析系统（FSA 评分）测量受访消费者在有无 FOP 标签下所购食品的营养质量，0 到 100 表示营养质量从低到高。如表 2 - 8 与图 2 - 9 所示，两项研究间的异质性检验结果为 P=0.35 （≥0.10），I^2=9.24% （≤50%），这表明，各研究间不存在异质性，能采用固定效应模型进行

Meta 分析。结果显示，FOP 标签能提高受访消费者所购食品的营养质量，且合并效应具有统计学意义 [$WMD=-3.03$，95％ CI（$-3.40\sim-2.65$），$P=0.04$]。因此，相比无 FOP 标签，FOP 标签能帮助消费者购买高营养质量食品。

表 2-8　受访消费者所购食品的营养质量

Study or subgroup	实验组			对照组			Mean Difference	
	Mean	SD	Total	Mean	SD	Total	Weight	Ⅳ，Fixed 95％ CI
Julia 等（2016）	15.48	3.73	301	15.33	3.57	300	40.7％	-0.15 [-0.73，0.43]
Egnel 等（2019）	30	4.5	623	25.0	4.1	592	59.3％	-5.00 [-5.48，-4.52]
Total（95％）			924			892		-3.03 [-3.40，-2.65]

Heterogeneity Chi^2=0.30，df=1（P=0.35），I^2=9.24％

Test for overall effect Z=2.09（P=0.04）

注：Mean 是指受访消费者所购买食品的营养质量（0～100 分）；实验组为营养评分标签，对照组为无营养标签。

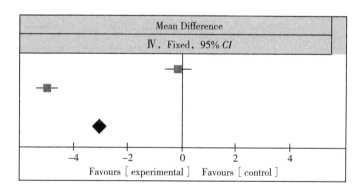

图 2-9　受访消费者所购买食品的营养质量森林图

4. 有无 FOP 标签下受访消费者识别单一食品营养成分过量的能力

学者们（Khandpur 等，2018；Khandpur 等，2019）采用营养含量得分（Nutrient Content Score）测量受访消费者在有无 FOP 标签下识

别单一食品营养成分过量的能力，0 到 100 表示能力从低到高。如表 2-9 与图 2-10 所示，两项研究间的异质性检验结果为 $P=0.17$（$\geqslant 0.10$），$I^2=22.14\%$（$\leqslant 50\%$），表明各研究间不存在异质性，可采用固定效应模型进行 Meta 分析。结果显示，FOP 标签能提高受访者识别单一食品营养成分过量的能力，且合并效应具有统计学意义 [$WMD=-9.51$，$95\%\ CI$（$-11.34\sim-7.68$），$P=0.008$]。因此，与无 FOP 标签相比，FOP 标签能提高消费者识别单一食品营养成分过量的能力。

表 2-9　受访消费者识别单一食品营养成分过量的能力

Study or subgroup	实验组			对照组			Mean Difference Ⅳ	
	Mean	SD	Total	Mean	SD	Total	Weight	Ⅳ，Fixed 95% CI
Khandpur 等 (2018)	68.73	38.86	1 607	51.08	38.82	1 607	46.5%	-17.65 [-20.34，-14.96]
Khandpur 等 (2019)	38.55	23.83	607	36.12	20.54	604	53.5%	-2.43 [-4.94，0.08]
Total (95%)			2 214			2 211	100%	-9.51 [-11.34，-7.68]

Heterogeneity Chi^2=0.22，df=1（P=0.17），I^2=22.14%

Test for overall effect　Z=2.57（P=0.008）

注：Mean 是指受访消费者识别单一食品营养成分过量的能力（0～100 分）。实验组为警告标签，对照组为无营养标签。

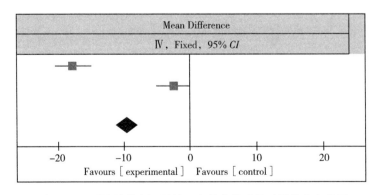

图 2-10　受访消费者识别单一食品营养成分过量能力森林图

5. 有无 FOP 标签下受访者感知食品的健康程度

学者们（Roberto 等，2012；Khandpur 等，2018；Khandpur 等，2019）采用 7 级李克特列表测量受访消费者在有无 FOP 标签下感知食品的健康程度，0～7 表示感知食品从根本不健康到非常健康。如表 2 10 与图 2-11 所示，三项研究间的异质性检验结果为 $P=0.42$（$\geqslant 0.10$），$I^2=23.56\%$（$\leqslant 50\%$），表明各研究间不存在异质性，可采用固定效应模型进行 Meta 分析。结果显示，FOP 标签能让受访者正确感知食品的健康程度，且合并效应具有统计学意义［$WMD=0.52$，$95\%\ CI$（$0.44\sim$ 0.60），$P=0.03$］。与无 FOP 标签相比，FOP 标签能帮助消费者感知食品的健康程度。

表 2-10　受访者感知食品的健康程度

Study or subgroup	实验组			对照组			Mean Difference	
	Mean	SD	Total	Mean	SD	Total	Weight	Ⅳ 95% CI
Khandpur 等（2018）	2.52	1.39	1 607	3.15	1.51	1 607	64.0%	0.63［0.53，0.73］
Roberto 等（2012）	3.64	0.98	142	3.85	0.98	123	11.5%	0.21［−0.03，0.45］
Khandpur 等（2019）	3.54	1.53	607	3.9	1.34	604	24.5%	0.36［0.20，0.52］
Total（95%）			2 356			2 334		0.52［0.44，0.60］

Heterogeneity Chi^2=0.53，df=2（$P=0.42$），$I^2=23.56\%$

Test for overall effect　$Z=2.25$（$P=0.03$）

注：Mean 是指受访消费者感知食品的健康程度（0～7 级）；实验组为警告标签、交通灯信号标签与营养评分标签，对照组为无营养标签。

6. 有无 FOP 标签下受访消费者对食品标签信息的理解程度

学者们（Roberto 等，2012；Goodman 等，2012）采用 5 级李克特列表测量受访者在有无 FOP 标签下对食品标签信息的理解程度，0～5 表示食品标签信息理解从根本不理解到非常理解。如表 2-11 与图 2-12 所

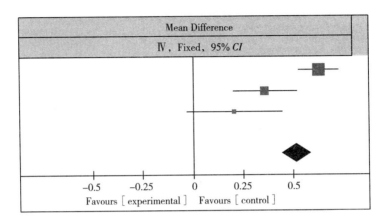

图 2-11 受访消费者感知食品的健康程度森林图

示，两项研究间的异质性检验结果为 $P=0.33$（$\geqslant 0.10$），$I^2=22.90\%$（$\leqslant 50\%$），表明各研究间不存在异质性，可采用固定效应模型进行 Meta 分析。结果显示，FOP 标签能让受访消费者提高食品标签信息的理解程度，但合并效应不具有统计学意义 [$WMD=0.16$，$95\%\ CI$（$-0.03\sim0.34$），$P=0.572$]。因此，与无 FOP 标签相比，FOP 标签并不能提高消费者对食品标签信息的理解程度。

表 2-11 受访消费者对食品标签信息的理解程度

Study or subgroup	实验组			对照组			Mean Difference	
	Mean	SD	Total	Mean	SD	Total	Weight	Ⅳ 95% *CI*
Roberto 等 (2012)	3.9	0.8	123	3.7	1.0	142	72.1%	0.20 [−0.02，0.42]
Goodman 等 (2012)	4.1	1.05	67	4.05	1.15	87	27.9%	0.05 [−0.30，0.40]
Total (95%)			190			229	100%	0.16 [−0.03，0.34]

Heterogeneity Chi^2=0.41, df=1（$P=0.33$），$I^2=22.90\%$

Test for overall effect $Z=0.12$（$P=0.572$）

注：Mean 是指受访消费者对食品标签信息的理解程度（0~5 级）；实验组为警告标签、交通灯信号标签与营养评分标签，对照组为无营养标签、营养事实标签。

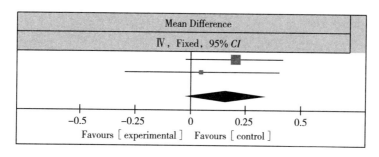

图 2-12　受访消费者对食品标签信息的理解程度森林图

三、进一步讨论

本书纳入的研究文献仅有 8 篇，数量有限且样本量偏少，可能影响 Meta 分析结果，但通过梳理分析结果，得出了一些有用的结论：

（一）FOP 标签并不能显著地引导消费者购买低限制性营养成分食品

相比无 FOP 标签，FOP 标签在统计上未能显著地引导消费者购买低能量、低饱和脂肪酸、低钠、低糖食品。这说明，不是每个现行的 FOP 标签都能让消费者购买到低限制性营养成分食品，原因有两个：一是 FOP 标签的实施目的是帮助消费者快速做出健康选择，也就是说，与无 FOP 标签或营养事实标签相比，FOP 标签能提高消费者健康选择的效率，但不等同于能直接购买低限制性营养成分食品；二是居民购买低限制性营养成分食品是一种营养健康诉求，而前提条件是具备一定的营养知识，了解限制性营养成分及其每日最高推荐摄入量，但如果缺乏相关知识，即使查看 FOP 标签也未必做出购买决策。

（二）FOP 标签并不能完全提高消费者对食品标签信息的理解程度

Meta 分析结果表明，FOP 标签不能显著提高消费者对食品标签信息的理解程度。这个结果与实际预期有所出入，这是因为，FOP 标签以简单的符号、图形显示食品的关键营养信息或概括整体营养价值，目的是让消费者对标签信息一目了然。然而，本书得出的结论并不能有力地支撑 FOP 标签的设计初衷，或许是 RCT 方法对比的交通灯信号标签、警告标签、营养评分标签的信息（表 2-11）可能不易被受访者理解，也从侧面说明，设计一款能让消费者理解标签信息的 FOP 标签很有必要。

（三）FOP 标签能显著引导消费者识别、感知与购买健康食品

FOP 标签在提高消费者识别单一食品营养成分过量的能力、感知食品的健康程度以及帮助消费者购买高营养品质食品方面发挥重要作用。这是因为，警告 FOP 标签采用"高糖""高饱和脂肪酸""高钠""高能量"文本，字体较大引人注意，能让消费者一眼看到食品的某项限制性营养成分超标，加上交通灯信号标签、营养评分标签通过颜色编码显示食品某一关键营养素或整体营养价值，让消费者能直观感受食品的健康程度。此外，营养评分标签通过 A~E 评级显示食品的整体营养质量，引导消费者查看评级购买营养品质高的食品。

四、本章小结

本章节基于 Meta 分析明确 FOP 标签的消费引导作用。本书通过检索 PubMed 医学文献数据库，从 183 篇文献中筛选 8 篇随机对照试验的 FOP 标签，分别开展文献质量评价、纳入试验的偏倚风险评估以及合并效应分析。结果发现，FOP 标签并不能有效引导消费者购买低能量、低饱和脂肪酸、低钠、低糖食品，且不能完全提高消费者对食品标签信息的理解程度，但在提高消费者识别单一食品营养成分过量能力、感知食品健康程度以及帮助购买高营养质量食品方面发挥重要的作用。这说明，FOP 标签并非十全十美，但能帮助消费者识别、感知与购买健康食品，这为探索 FOP 标签在生鲜农产品的应用意义提供了理论支撑。

第三章 可应用于生鲜农产品的 FOP 标签国际经验

为了给我国生鲜农产品 FOP 标签发展提供启发，本章致力于总结国际上现行且应用于生鲜农产品的锁孔（Keyhole）标签、心脏检查（Heart‑Check）标志、较健康选择标志、指引星（Guiding Stars）标签、选择标识（Choices Logo）、NuVal 评分标签的特征、营养评价标准、应用范围与实施效果，并总结这些 FOP 标签的异同点、大宗生鲜农产品营养评价标准以及对我国的启发。

一、瑞典 Keyhole 标签使用规定与实施

瑞典是 Keyhole 标签发起国，也是实施年限最长的国家。1989 年，瑞典食品管理局实施（Swedish Food Agency），至今已有 32 年，Keyhole 标签是世界上最早的 FOP 标签。从 2007 年开始，Keyhole 标签推广到丹麦、挪威、冰岛，超过 90% 的北欧消费者认识该标签（Nordic Council of Ministers，2010）。

瑞典 Keyhole 标签的图形、作用、适用范围、宣传口号以及正确用法有统一的规定：第一，标签采用总结指示体系，用锁孔图标概括食物营养状况，不展示具体的营养成分及其含量等信息。标签由白色图标、绿色圆圈或黑色圆圈、白色符号、白色边缘线构成（图 3 - 1）。第二，标签以瑞典居民膳食指南、营养健康知识为支撑，标示的产品意味着盐、糖、脂肪和纤维含量均衡，至少符合少糖、少盐、高膳食纤维、全谷物其中一个标准。第三，瑞典生产商可以在《关于自愿标示 Keyhole 标签的规定》中找到可标示的产品，不仅用于包装与散装食品（不包括

36 个月以下儿童的食品、含有甜味剂或软饮料、糖果、含有植物甾醇酯的蛋糕），而且可用于生鲜或冷冻的水果、蔬菜、肉、鱼、贝类、牛奶（Nordic Council of Ministers，2010）。第四，为强化标识，提高知名度，加快食品生产商、零售商、消费者对 Keyhole 标签的熟悉程度，Keyhole 标签的口号为"轻松做出健康选择"（Healthy Choices Made Easy）。第五，为规定 Keyhole 标签的正确用法，2009 年出版了丹麦语、瑞典语、挪威语等 14 个语言版本的《预包装食品 Keyhole 标签的设计手册》。瑞典食品管理局通过完善营养评价标准，扩大标签适用范围，截至 2014 年，至少有 2 500 种包装产品（包括肉类、香肠等 550 种肉制品、420 种蔬菜包装产品以及 240 种面包产品）实施标签，且标示产品在大多数商店售卖。1992 年，Keyhole 标签开始应用于菜品，到 2009 年，共有 300 家餐厅菜单使用 Keyhole 标签。

然而，随着社交媒体普及、食物营养信息渠道多元化以及产品分类多样化，Keyhole 标签发展遇到不少挑战，加上瑞典食品管理局缺乏对 Keyhole 标签开展持续的管理与宣传推广，导致很多消费者对 Keyhole 标签的真正含义缺乏深刻的认识和理解，一些消费者仍将 Keyhole 标签产品误认为低脂产品或轻食减脂餐。当前，瑞典居民对 Keyhole 标签的关注率和使用率下降，据调查，2000—2005 年，瑞典贴有 Keyhole 标签产品的销售额约占总产品销售额的 18%；到 2014 年，标示 Keyhole 标签产品的销售额降至 10%。目前，瑞典拟从制定新的标签标准、改进应用与评价机制、加强科普宣传、开发标签产品等方面重振 Keyhole 标签。

图 3-1 Keyhole 标签图标

资料来源：The Swedish National Food Administration 等（2012）。

注：图标（左）为绿色（此处用深灰色表示）和图标（右）为黑色分别适用于深色调、浅色调的食品包装背景。

二、美国心脏检查标志的营养评价标准与实施效果

心脏病是导致美国人死亡的主要原因，健康的饮食可以显著降低心脏病风险（Horn 等，2016）。为了让消费者采用有益心脏健康的饮食模式，对购买的食品做出知情选择，美国心脏协会于 1995 年设计心脏检查（Heart‐Check）标志，以"符合心脏健康食品的标准"（Meets Criteria For Heart‐Healthy Food）为标签口号（图 3‐2）。美国心脏协会是国际非营利组织，于 1924 年在纽约市成立，以倡导健康生活，远离心血管疾病和中风为使命，致力于心脏病和卒中的预防与治疗，提供相关继续教育、流行病学年度报告。心脏检查标志由美国心脏协会科学认证，符合美国心脏协会对美国人整体健康饮食模式的建议，鼓励食品制造商向公众提供更健康的产品，鼓励人们选择更健康的食物。但是，心脏检查标志的食品并不适用于任何特定情况或疾病，有特殊医疗

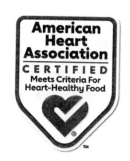

图 3‐2　心脏检查标志

图片来源：American Heart Association（2020a）。

需要或饮食限制的居民应遵从医护人员的建议。

心脏检查标志具有科学的依据、透明的营养评价标准以及严格的监管体系。具体而言，美国心脏协会作为心脏检查标志的认证方深受居民信任，标志使用的营养评价标准依据美国心脏协会的科学声明和建议，且在官方网站（https：//www.heart.org）公开。心脏检查标志显示在包装袋正面、货架与菜单，容易引起消费者注意。心脏检查标志的申请与审核程序严格，食品供应商的产品申请心脏检查标志要向美国心脏协会缴纳审理费，由协会工作人员确认产品是否符合营养评价标准。如果产品的脂肪、饱和脂肪酸、胆固醇、反式脂肪酸、钠含量几乎为 0，美国心脏协会将进行第三方实验室测试，以验证是否符合认证要求。如果产品符合明确的评价标准，食品供应商还要提交包装与促销活动使用标

志的申请，获批后才能被使用，但供应商在后期还有义务确保产品符合要求，并定期进行认证更新。

总体上，获得心脏检查标志认证的食品要符合 3 个条件：①食品的 6 种鼓励性营养成分（维生素 A、维生素 C、铁、钙、蛋白质、膳食纤维），其中至少有一种达到每日推荐摄入量的 10% 及以上。②每份食品的总脂肪 < 6.5g，饱和脂肪酸 ≤ 1g，饱和脂肪酸所含能量 ≤ 15%；每份食品的反式脂肪酸 < 0.5g，不含有植物奶油、植物黄油等氢化油；每份食品的胆固醇 < 20mg。③根据食品类别，每份食品的钠含量上限不超过 480mg。但对于具体食品，全谷物食品、谷类零食、食用油、肉类及海产品、蔬果制品、坚果、饮品还有具体的营养评价标准，具体见表 3-1。

表 3-1 各类食品的心脏检查标志营养评价标准

食品	营养评价标准
全谷物食品	全谷物含量 ≥ 51%；最低膳食纤维（仅来自全谷物）1.7g/30g
谷类零食	脂肪 6.5g/RACC（美国农业部的习惯使用参考量）；饱和脂肪酸 ≤ 1.0g/RACC，饱和脂肪酸能量 ≤ 15%；反式脂肪酸 ≤ 0.5g/RACC；胆固醇 ≤ 20mg/RACC；钠 ≤ 140mg/份；维生素 A、维生素 C、铁、钙、蛋白质、膳食纤维至少一种达到每日推荐摄入量的 10% 及以上
食用油	饱和脂肪酸：橄榄油、玉米油、大豆油 ≤ 4g/份，菜籽油 ≤ 1g/份和 15% 或更少的能量来自饱和脂肪酸；反式脂肪酸 ≤ 0.5g/50g；胆固醇 ≤ 20mg/50g
肉类、水产品及制品	总脂肪 < 5g/100g；饱和脂肪酸 < 2g/100g；反式脂肪酸 < 0.5g/份；胆固醇 < 95mg/100g；维生素 A、维生素 C、铁、钙、蛋白质、膳食纤维至少一种达到每日推荐摄入量的 10% 及以上。此外，加工肉类不允许烟熏、腌制、盐腌或使用亚硝酸盐
蔬果制品	总脂肪 ≤ 13g；饱和脂肪酸 ≤ 1g，能量 ≤ 15%；反式脂肪酸 < 0.5g；胆固醇 ≤ 20mg；钠 ≤ 140mg
坚果	饱和脂肪酸 ≤ 4g/50g；反式脂肪酸 ≤ 0.5g/份；钠 ≤ 140mg/份；维生素 A、维生素 C、铁、钙、蛋白质、膳食纤维至少一种达到每日推荐摄入量的 10% 及以上
饮品	果汁能量 ≤ 3.69J/g；果汁添加糖 ≤ 8g/份。牛奶和牛奶替代品能量 ≤ 2.40J/g。酸奶添加糖 ≤ 20g/份

数据来源：American Heart Association（2020a）。

心脏检查标志认证产品覆盖的食物多样（如谷物、蔬菜、水果、鱼、禽、肉、蛋、奶类、豆类、食物油），囊括生鲜农产品、预包装食品以及菜品，每月更新两次，以 PDF 格式发布，具体情况可在美国心脏协会官方网站（https：//www.heartcheckmark.org）（American Heart Association，2020b）查找。原则上，不能获得心脏检查标志认证的产品主要不符合美国心脏协会的健康饮食和生活方式建议，如酒精饮料、糖果、蛋糕、膳食补充剂、含植物奶油、植物黄油等氢化油的食物、医疗食品。

为帮助消费者居家烹饪有益心脏健康的食物，美国心脏协会开发了心脏检查标志认证的食谱，涵盖开胃菜、面包（松饼、速食面包、酵母面包）、甜点、主菜（含有 $\omega-3$ 脂肪酸的鱼、肉类、禽蛋、沙拉、海鲜、汤）、配菜和汤，介绍制作每道菜的配料和烹调方法。食谱只要符合心脏检查标志关于能量、钠、饱和脂肪酸以及反式脂肪酸的营养评价标准（表 3-2），且采用认证通过的烹饪方式制作，就能标示心脏检查标志。目前，获得心脏检查标志认证的食谱有印度式炒鸡蛋、南瓜面条、蔬菜馅饼、奶油甘薯牛油果汤、马铃薯碎早餐沙拉、印度牛腩牛排配米饭等。

表 3-2　心脏检查标志认证食谱的营养评价标准（每份）

食谱	能量（J）	钠（mg）	饱和脂肪酸（g）	反式脂肪酸（不含部分氢化油或含其成分的产品）（g）	添加糖（茶匙）
开胃菜、汤、配菜、松饼/快速面包和酵母面包	≤1 047.5	≤240	非肉类/鱼类/海鲜≤2.0；含肉/鱼/海鲜≤3.0	0.5	≤2
主菜、主菜沙拉、主菜汤	≤2 095.0	≤600	≤3.5	0.5	≤2
肉类和家禽主菜及海鲜主菜	≤1 466.5	≤360	牛肉、家禽、猪肉等≤3.0；鱼或海鲜≤4.0	0.5	≤2

（续）

食谱	能量（J）	钠（mg）	饱和脂肪酸（g）	反式脂肪酸（不含部分氢化油或含其成分的产品）（g）	添加糖（茶匙）
鱼主菜	≤1 466.5	≤360	≤5.0	0.5	≤2
甜点	≤838.0	≤240	≤2.0	<0.5	≤2

数据来源：American Heart Association（2020b）。

心脏检查标志实施 25 年来，有近 1 000 种食品获得心脏检查标志认证。为了解心脏检查标志实施效果，学术界开展了美国消费者市场调查，结果见表 3-3、表 3-4 以及表 3-5。关于哪个机构或个体开发的营养标签比较可信，学者 Johnson 等（2015）调查 1 008 个美国居民发现（表 3-3），美国心脏协会最受信任（59%），其次是美国糖尿病协会（47%）、美国食品及药物管理局（45%）、美国农业部（43%），这表明，与政府部门相比，美国居民倾向于信任行业协会，尤其是美国心脏协会。

表 3-3　1 008 个受访者对食品标签不同实施者的信任情况

机构与个体	样本量	比例（%）
美国心脏协会	595	59
美国糖尿病协会	474	47
美国食品及药物管理局	454	45
美国农业部	433	43
科学家与营养学家顾问组	333	33
消费者权益保护组织	252	25
杂货零售商	71	7
制造商	71	7
食品行业代表	40	4

数据来源：Johnson 等（2015）。

为调查美国居民对心脏检查标志的使用态度（表 3-4），在 2 887个受访者中，有 50% 以上居民认可心脏检查标志的作用，认为食用心脏检查标志产品有益心脏健康（85%），比其他产品更健康（76%）。

表 3-4　2 887 个受访者对心脏检查标志作用的认可情况

是否认可心脏检查标志的作用	样本量	比例（%）
心脏检查标志的产品有益于心脏健康	2 454	85
心脏检查标志的产品比较健康	2 194	76
心脏检查标志在产品包装袋上醒目	2 021	7
心脏检查标志的产品值得信任	1 819	63
心脏检查标志的产品符合膳食需求	1 819	63
心脏检查标志的产品符合注重体重管理的群体	1 703	59
心脏检查标志的产品质量高	1 674	58

数据来源：Johnson 等（2015）。

同样（表 3-5），503 个美国受访者对心脏检查标志的消极评价较少，约 42% 的受访者对心脏检查标志失去信心，还有 31% 左右的受访者认为心脏检查标志产品价格高昂且味道欠佳。心脏检查标志产品不仅能获得美国居民认可，而且被认为经常食用有助于降低消费者的心血管疾病风险。例如，Lichtenstein 等（2014）通过对 11 296 名美国男性开展心脏代谢危险因素调查发现，选择心脏检查标志食品的人群通常会摄入更多纤维、全谷物、水果和蔬菜，且摄入较少的能量、钠和添加糖，没有较高的心脏代谢并发症风险。

表 3-5　503 名受访者对心脏检查标志的消极评价情况

心脏检查标志的消极评价	样本量	比例（%）
现在太多营养标签失去了重要性和意义	211	42
心脏检查标志的产品价格昂贵	156	31
心脏检查标志的产品味道不佳	136	27
心脏检查标志令人困惑	91	18

数据来源：Johnson 等（2015）。

三、新加坡较健康选择标志特征与使用要求

新加坡是亚洲首个实施 FOP 标签的国家。20 世纪 90 年代末，新

加坡居民由于饮食不健康导致的冠心病、高血压、中风、糖尿病问题越加凸显，为推广均衡饮食和健康生活方式，引导居民购买食品时做出健康选择，新加坡卫生部于 1998 年开始实施营养教育计划，推行较健康选择标志（Healthier Choice Symbol，HCS）。健康促进局（Health Promotion Board，HPB）是新加坡卫生部的法定委员会和推广健康生活的政府部门，负责管理较健康选择标志的版权和执行标志的公共宣传教育，让居民更多地了解标志及其设计依据。较健康选择标志根据新加坡居民的日常饮食习惯制定，以产品的脂肪、饱和脂肪酸、钠和膳食纤维等营养成分含量为基础，评价各成分对居民饮食健康的贡献，为新加坡居民在超市或商店选购健康食品提供依据（HPB，1998）。

2016 年 12 月 29 日，健康促进局按照《较健康选择标志指南》（the HCS Nutritional Guidelines）实施了全麦、全谷物、低血糖指数、低糖、不添加糖、高钙、低钠、无添加钠、低饱和脂肪酸、低胆固醇、不含反式脂肪酸、每天吃 2＋2 份水果和蔬菜等 30 种带有声称的较健康选择标志（图 3 - 3），且实施了一份修订的牌照协议，规定贴有低糖、低钠、低饱和脂肪酸、低胆固醇等标志的食品，比无标志食品的限制性营养成分含量占比低 25％。为留足时间便于生产商解决原标志产品库存，熟悉新的标志信息以及调整配方与更新包装袋，为生产商提供 1 年及以上适应新标志的过渡期，健康促进局制订了《新加坡营养标签手册》（2019 年 3 月做了修订），对较健康选择标志的规格、申请程序、许可协议与使用做了详细规定，以协助生产商、分销商、零售商在产品标示标志，包括较健康选择标志不适用 1 岁以下婴儿配方奶粉且每个产品不能同时标示两个及以上标志。

健康促进局对较健康选择标志的适用范围做了规定：①谷物、乳制品、蛋和蛋制品、脂肪和油、水果、蔬菜、豆类、坚果、肉类、海鲜、酱汁、汤、零食、方便餐、饮料、甜点等包装食品均可显示标志；②散装水果等非包装鲜活农产品，需要在价格表上显示营养信息列表和较健康选择标志；③批量食品包装袋需附标准的营养信息列表与较健康选择

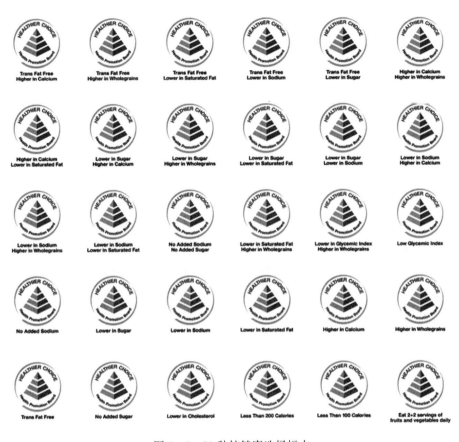

图 3-3 30 种较健康选择标志
资料来源：Finkelstein 等（2021）。

标志；④销售饮料（咖啡）的饮料机（咖啡机）与售卖蒸包的蒸笼需要显示较健康选择标志；⑤自动售卖机销售的较健康选择标志产品必须是包装产品，如果非包装产品，则需要将营养信息列表和比较声称显示在自动售货机。新加坡学校健康饮食计划采用较健康选择标志加强对供应学校食品的质量管理，对学校内餐厅、咖啡厅、自动售货机的食物进行规定：只能供应标示较健康选择标志的方便面；烹调食物时，使用标示较健康选择标志的食用油；售卖零食的摊档，仅能售卖含糖量少于一汤匙（15g）的自制零食（如沙拉、三明治），或含糖量达到较健康选择标志要求的预包装食品。

生产商向健康促进局申请较健康选择标志的程序严格，首先在网站（https：//focos.hpb.gov.sg/acm）注册账户，登记企业信息，然后提交产品描述、产品细节、产品类别与子类别的申请表以及食物成分评估报告。对此，健康促进局根据《新加坡居民营养指南》进行评估，如果与营养指南相符，则产品能获批。然后，企业提交产品标志插图和标示标志的食品包装尺寸。最后，生产商就获批的产品与健康促进局签订标志适用许可协议和牌照续期协议，其中，牌照有效期为 2 年，如果牌照期内配方及产品有任何更改，生产商应在期间注明，牌照终止后，生产商不再拥有广告、促销活动中使用较健康选择标志的权利。

在标志使用期内，生产商需要遵循 9 点准则：①产品要获得新加坡健康促进局的认可；②较健康选择标志要符合《较健康选择标志颜色指南》和健康促进局要求；③确保较健康选择标志符合食品法规；④标志不得与"富含维生素和矿物质""低乳糖""不含防腐剂""不含胆固醇""有机"等宣传用语混用；⑤较健康选择标志必须真实、准确，不得误导消费者；⑥在所有广告和促销活动中，"（产品名称）符合健康选择标签计划的营养指南""（产品名称）符合营养指南，符合健康选择标志的要求""（产品名称）符合健康促进局管理的健康选择标签计划的营养指南""（产品名称）符合健康促进局制定的营养指南，是一种更健康的选择"等陈述可与较健康选择标志一起使用；⑦"新加坡第一个携带较健康选择标志""（产品名称）由健康促进局认可""唯一有较健康选择标志的产品"等陈述不允许出现在宣传材料；⑧参与产品和非参与产品的联合广告或促销活动必须确保只有获得许可的产品才能标示较健康选择标志，例如，产品包装的免费样品（非参与产品）包装不能显示标志；⑨所有用于产品包装、广告、宣传材料的插图必须考虑均衡饮食和健康生活方式，且插图要经健康促进局批准。

较健康选择标志的实施效果良好。据统计，到目前为止，新加坡大约有 2 600 种不同食品显示较健康选择标志，这些食品包括方便食品、调味酱、饮料和早餐麦片等。2008 年的一项综合调查发现，80％的受访消费者认识并使用较健康选择标志。一项消费者调查发现，较健康选择标志是帮助消费者识别更健康产品与影响他们购买决策的一种手段。据调查，新加坡国内 1/3 的食品广告显示了较健康选择标志，向消费者传达了健康饮食信息（Huang 等，2012）。在国际上，标示较健康选择标志的产品在国外获得一些国家认可，并与国外的标志搭配使用。

四、美国指引星标签的评级方法与推广应用

指引星标签是一种应用于包装食品、生鲜农产品与菜品的总结指示体系 FOP 标签，从 2021 年起，指引星标签图标变更（图 3 - 4）。该标签利用专门的营养评价标准将食物营养价值以 0～3 颗星的分级图标显示在零售货架、食品包装袋以及食谱，以"做出简单的营养选择"（Nutritious Choices Made Simple）为口号，帮助消费者快速识别更有营养的食物（Guiding Stars Licensing Company，2021）。2006 年，指引星标签由成立于美国缅因州的指引星认证企业正式实施，为超市、食品生产商、食品提供商、医院等提供健康食品认证。

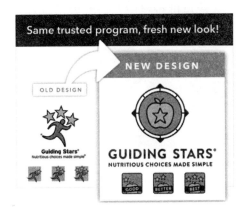

图 3 - 4　某一指引星标签（左边是旧版图标，右边是新版图标）
图片来源：Guiding Stars Licensing Company（2021）。

指引星认证企业的科学顾问小组（Scientific Advisory Panel，SAP）由营养科学、食品科学、医学、生物化学和公共卫生等多个学科领域的

专家组成，依据美国的居民膳食指南、最新营养政策以及营养共识，开发了指引星标签的营养评价标准。指引星标签的营养评价标准采用总结指示体系营养素度量法模型，遵循"数据来源确立→营养成分选取→得分计算→星级标示"系列程序对食物营养进行评级。①明确包装食品、生鲜农产品的营养数据来源，对于预包装食品，以营养事实标签和配料表信息为依据，见图 3-5，首先，指引星认证企业将营养事实标签的营养成分分为限制性营养成分（用减号表示）和鼓励性营养成分（用加号表示）；对于肉类、水果、海鲜和蔬菜等生鲜农产品，主要依托美国农业部的国家营养数据库（SR-28）。②根据不同食物采用不同的营养素选取标准。虽然指引星标签有通用的星级评分流程，但美国居民可食用的食物种类较多，指引星标签没有单独一种标准可以评价所有食物的营养价值，如表 3-6 所示，指引星标签设置了 4 种食物的评价对象，每种食物的评价对象不尽相同。③将营养成分分为鼓励性营养成分（如维生素、矿物质、膳食纤维、ω-3 脂肪酸）与限制性营养成分（如饱和脂肪酸、反式脂肪酸、添加钠、添加糖），然后分别转化为分值后相减，将总分值与 0～3 颗星进行对应，最终展示食物营养的星级评价。

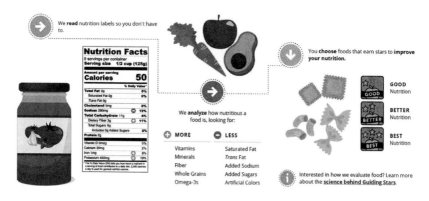

图 3-5　指引星标签星级评分流程

图片来源：Guiding Stars Licensing Company（2021）。

总分在 0～11 分之间共有 1～3 颗星，星级越多，营养价值越高，越有利于人体健康。由于不同食物之间的食用分量差别较大且营养非匀质，为避免不同分量单位混淆，指引星认证企业统一采用每 100cal 的营养密度作为统计口径。如图 3-6 和图 3-7 所示，1 颗星代表每 100cal 食物的鼓励性营养成分超过限制性营养成分，表明食物每 100cal 提供的营养价值良好；2 颗星代表食物每 100cal 的营养密度较高；3 颗星代表食物每 100cal 的营养密度最高。总分-41~0 的食物显示 0 颗星，代表鼓励性营养成分低于限制性营养成分，分值越小，营养密度越低，但不代表毫无营养价值，而是提醒消费者控制摄入量，注意饮食搭配。

表 3-6　4 种食物对应被评价的营养素

食物种类	被评价的营养成分
食品和饮料（水果、蔬菜、谷类和谷物、豆类、饮料、零食和混合食品）	维生素、矿物质、纤维、$\omega-3$ 脂肪酸、饱和脂肪酸、反式脂肪酸、添加钠、添加糖等
肉类、家禽、海鲜、乳制品和坚果	维生素、矿物质、纤维、$\omega-3$ 脂肪酸、饱和脂肪酸、反式脂肪酸、添加钠、添加糖
沙拉酱和蛋黄酱等油脂食品	单不饱和脂肪酸、$\omega-3$ 脂肪酸、饱和脂肪酸、反式脂肪酸、添加钠、添加糖
婴幼儿食品	维生素、矿物质、添加钠、添加糖

数据来源：Guiding Stars Licensing Company（2021）。

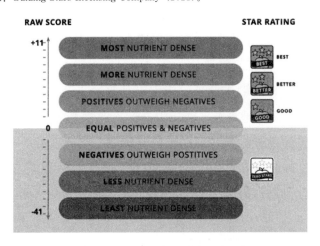

图 3-6　指引星标签的评级规则

图片来源：Guiding Stars Licensing Company（2021）。

1 star is good   **2 stars** is better   **3 stars** is best

图 3-7　1～3 颗指引星标签的星级解释

图片来源：Guiding Stars Licensing Company（2021）。

此外，还有 3 种特殊情况不标示指引星标签：①能量低于 5cal 的食物（如瓶装水、咖啡、茶）；②需要遵循医生指导的药品，如维生素片、补充剂；③婴儿配方奶粉。一般认为，含有更多维生素、矿物质、膳食纤维、ω-3 脂肪酸、全谷物以及较少饱和脂肪酸、添加糖、添加钠、反式脂肪酸和人工色素的食物星级越多，例如，熟食及熟食类食品通常含有较高的添加钠或糖，以及部分酸奶的添加糖含量较高且含有人工色素，这些食物的星级较少甚至为 0。

指引星标签的营养评价标准主要有 3 个特点：①指引星标签的营养评价标准申请了专利保护：指引星标签的营养评价标准具有科学依据，获得美国专利标准局和加拿大知识产权局的认可，分别在 2011 年 7 月 5 日和 2012 年 10 月 2 日申请了美国专利（专利号 7974881）和加拿大（专利号 2652379），并于 2014 年 1 月 7 日对指引星数据库和操作系统（存储和访问食物营养价值评分、分组和显示的信息系统）申请了美国专利（专利号 8626796）。此外，指引星认证企业正在申请评价标准的欧洲专利，计划在当地推行。②指引星标签的营养评价标准公开透明与准确：指引星标签的营养评价标准公开透明且客观公正。a. 指引星标签的营养评价标准通过发布白皮书向社会清晰地解释科学依据，具体详情可登录企业网站（https：//guidingstars.com/request-our-white-paper）了解。b. 指引星标签的营养评价标准不受产品价格、品牌与客户的影响，并非星级越多，食物的售价越高。c. 指引星标签结合食物营养素选取标准，对营养事实标签和配料表信息不完整的食物予以较低星级评价，保证了评级的一致性。d. 保持产品星级准确性，一旦发现星级错误，认证企业将于 1～2 周内及时纠正，一旦发现食品的营养事实标签和配料表做了修改，则会实时更新星级评价。e. 对能量超过5cal 的食物进行星级评价，确保星级评分覆盖更多的食物。③指引星营养评价标准保持动态更新：为给消费者提供准确、客观的营养指导，指引星认证企业根据最新的美国居民膳食指南（针对成年居民与 2 岁及以上儿童）、美国 FDA 的最新营养健康政策、科学共识来调整营养评价标准：一是《美国居民膳食指南（2015—2020 年）》一经实施，指引星认证企业即刻调整评价标准以符合新的膳食指南要求。二是 FDA 和美国农业部（USDA）宣布维生素、矿物质以及其他营养物质的最新推荐摄入量，指引星认证企业则相应修改评价算法和数据库信息。三是 2020年 1 月起，FDA 通过最新修订的营养标签，要求所有产品在标签上分别声明添加糖和总糖，指引星认证企业基于营养标签的添加糖含量声称，更新了相应食品的星级评价。而且，根据最新研究结果，添加人工色素的食品会对人体健康产生负面影响，故指引星认证企业将人工色素纳入评价对象。

显示指引星标签的产品已在美国 Hannaford 超市（主要为美国东南部和大西洋中部的 10 个州提供优质食品）、Foodlion 超市（主要为美国缅因州、马萨诸塞州、新罕布什尔州、纽约州和佛蒙特州提供生鲜农产品）、Giant 食品商店、Martin 商店等 1 200 多家商店以及加拿大 Loblaw 集团的 900 多家超市销售。随着零售电商的飞速发展，消费者可使用 iPad、iPhone、iPod touch 等 IOS 系统设备在线购买指引星标签食品。同时，指引星认证企业聘请了多位知名厨师设计 1 200 多款标示指引星标签且方便烹饪的食谱在学校（如 Hillside 中学、Henry J. McLaughlin 中学、新罕布什尔大学、北达科他州大学）、医院（如Concord 医院）推广应用。需要说明的是，通过指引星标签认证的产品不仅有 FOP 标签而且还带有产品价格（图 3 - 8）。

指引星认证企业对所有显示标签的产品建立统一的检索数据库

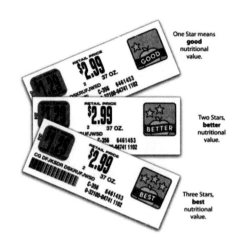

图 3-8　显示产品价格的指引星标签

图片来源：Guiding Stars Licensing Company（2021）。

（Food Finder Search Foods），致力于品牌管理和社会宣传。这个数据库将食物分为婴幼儿产品、百吉饼和面包、烘焙及烹饪用品、饮料、早餐麦片、调味品、蘸料和酱料、乳制品、甜点、糕点、小吃、调料、酱汁、水果、蔬菜、谷物、面食、肉类及替代品（如人造肉）、海鲜及海鲜替代品（如植物基虾仁食品）等 15 种共计 10 万个产品，每个产品均有名称、生产商、星级评价，并有相应的产品图片与营养事实标签。

指引星标签在美国和加拿大超市推行均取得不错的效果。在美国，指引星标签的引入使消费者减少了对不显示指引星评级产品的购买量（Cawley 等，2015）以及增加了更多营养食品的需求量（Rahkovsky 等，2013），例如，消费者倾向于购买添加糖少与膳食纤维多的即食麦片，减少了高糖、低膳食纤维即食麦片的购买（Sutherland 等，2010）。在加拿大，消费者倾向于利用指引星标签购买营养价值高的食品（Hobin 等，2017）。然而，指引星标签并非万能，由于摄入分量、摄入种类、个人体重与健康状况等影响，单纯食用指引星产品不能确保居民的饮食健康。

五、荷兰选择标识的营养评价标准与实施效果

选择标识又称选择计划（Choices Programme）、荷兰选择（the Dutch Choices），于 2006 年 5 月在荷兰启动，采用总结指示体系的营养素度量法模型，以勾选图形标示低饱和脂肪酸、低反式脂肪酸、低盐、低糖、高纤维的健康食品（图 3-9），旨在帮助荷兰重塑健康食品体系，引导消费者选购健康产品以及促进食品商改进产品，预防非传染性疾病和其他形式的营养不良（Choices International Foundation，2014）。作为选择标识的发起方，选择国际基金会（Choices International Foundation）是国家层面独立运作的全球性组织，实行理事会管理制，汇集了政府、学术界、产业界和非政府组织的代表，在东亚、非洲、欧洲均设有办事处，在非洲致力于解决营养不良和校园营养餐供应难题，在欧洲专注营养成分分析工作。

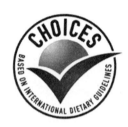

图 3-9 选择标识
图片来源：Choices International Foundation（2014）。

选择标识的营养评价标准由选择国际基金会下辖的国际科学委员会（International Scientific Committee）、选择标签秘书处（Choices Secretariat）、行业咨询小组（Industry Advisory Group）共同制定。其中，国际科学委员会由全球领先的营养、食品、消费科学领域的科学家组成，负责制定高水平的国际标准；行业咨询小组负责提供食品行业的建议和要求；选择标识秘书处负责与世界卫生组织、国际食品公司、科学顾问组对接，负责采集多方建议协助选择国际科学委员会独立做出选择标识的决定。

选择标识的营养评价标准参照 WHO 关于预防非传染性疾病的建议以及 21 个国家的居民膳食指南，以饱和脂肪酸、反式脂肪酸、钠、添加糖、膳食纤维的含量作为考量对象，其中，膳食纤维是唯一与非传染性疾病发病不相关的营养成分，而其他营养成分被证明是非传染性疾病

发生的危险因素。根据产品的组成和用途，选择标识将常见的食物划分为基础产品组和非基础产品组，其中，基础产品组主要提供必需和有益的微量营养素。按照选择国际基金会的要求，基础产品组的食物至少有两种微量营养素达到要求（表 3-7），例如，水果和蔬菜（维生素 A、叶酸、维生素 C、膳食纤维）、面包和谷物（维生素 B1、维生素 B6、叶酸、铁、膳食纤维）、牛奶产品（维生素 B2、维生素 B12、叶酸、钙）、肉类、禽蛋与鱼类（维生素 A、维生素 D、维生素 B1、维生素 B12、铁）。总体上，基础产品组分为主食、水果、蔬菜、肉、鱼、蛋类、乳制品、坚果、食用油、菜品等；而非基础产品组分为酱汁、其他调味料、小吃、甜食、饮料。而且，各类还可进一步细分，每个分类有详细的食物目录，有对应的营养评价标准，并设定每 100g 或 100cal 食物中饱和脂肪酸、反式脂肪酸、钠、添加糖、膳食纤维的临界值。需要说明的是，选择标识不适用于酒精含量高于 0.5％的产品、食品补充剂、医药物品、1 岁以下儿童的食品。

在荷兰，食品生产商与餐厅可自愿采用选择标识，如果通过认证，则需要向选择国际基金会缴纳年费。一般情况下，选择标识的认证步骤为：待评价的产品首先被划分为基础产品组或非基础产品组，接着寻找具体分类，对应营养评价标准。对于预包装食品，可利用营养成分表数据比对，也可以在指定的实验室检验，但允许糖、能量、脂肪、纤维的数据偏差控制在 15％以内，钠的偏差控制在 20％以内。最后，如果产品符合营养评价标准，则通过认证并可标示选择标识，表示健康食物，反之为非健康食物。

营养评价标准并非一成不变，而是动态更新。为适应消费者习惯、营养科学的新进展，国际科学委员会每 4 年修订选择标识的营养评价标准以及重新评估认证过的产品，每次标准修订的目标是进一步降低脂肪、糖和盐含量，促使食品企业改进产品，同时引导消费者逐步转变饮食习惯。营养评价标准的修订，需要收集国际科学委员会的专家、科学家、非政府组织和食品企业对当前营养评价标准的意见和建议，以及调查消费者对标示产品的认知和使用情况。一般情况下，新修订标准发布后，一般有为期 1 年的过渡期，企业可选择使用以前或当前的标准。在此期间，国际科学委员会可对标准进行调整，产品也可根据新标准重新制定。过渡期后，只有新的标准有效。到目前，营养评价标准已通过第三次修订，形成 2019 年国际选择标准第 4 版（International Choices Criteria 2019 Version 4）（Choices International Foundation，2019）。

表 3-7　基础产品组的微量营养素最低含量要求

微量营养素	每 100g 含量
维生素 A（视黄醇当量）	70μg
维生素 E	1.5mg
维生素 D	0.5μg
维生素 B1	0.11mg
维生素 B2	0.11mg
维生素 B6	0.13mg
维生素 B12	0.24μg
叶酸	40μg
维生素 C	7.5mg
钙	100mg
铁	0.8mg
膳食纤维	2.5g

数据来源：Choices International Foundation（2014）。

2006 年以来，选择标识在荷兰许多连锁超市和餐饮店推广，并产生良好的效果。截至 2017 年，已超过 120 家食品制造、零售和餐饮领域的企业采用选择标志（Anna 等，2018）。而且，学者们调查发现，选择标识能产生积极影响：①选择标识能刺激企业调整产品配方，将更多的健康食品推向市场（Roodenburg 等，2011；Anna 等，2018），且受调查的 10 类产品中，钠和反式脂肪酸含量显著降低，4～6 类食品的能量、饱和脂肪酸显著降低但膳食纤维增加（Daphne 等，2020）；②贴有选择标识的食品比非标示营养标签的食品更为健康（Smed 等，2019）；

③选择标识较受消费者认可和好评，例如，选择标识有利于提高消费者的健康意识（Anna 等，2018），引导消费者做出更健康的食物选择，使标示选择标识的食品销量显著增长（Smed 等，2019），尤其是吸引老年人和肥胖消费者关注选择标识（Vyth 等，2009）。

六、美国 NuVal 评分标签算法与推广效果

NuVal 评分标签，又称 NuVal 营养评分系统（NuVal Nutritional Scoring System），是 2010 年由 Topco 联合有限责任公司和 Griffin 医院成立的合资企业 ——NuVal 有限责任公司（NuVal LLC）实施。见图 3-10，NuVal 评分标签由一个白色的正六边形与一个蓝色的（此处用黑色表示）正六边形连接而成，评分被印在右上方，从 1 到 100 对食物进行评分，得分为 1 的食物最不健康，得分为 100 的食物最健康，得分越高，食物越健康。NuVal 评分标签右上角有Ⓡ，表示受国家法律保护的注册商标。NuVal 评分标签的口号为"做出容易的营养选择"（Nutrition Made Easy）。而且，NuVal 评分标签将评分与食品价格联系一起，显示在零售货架上，方便消费者比较他们所支付的营养价值。如图 3-11 所示，某一饮料的 NuVal 评分为 88 分，食品价格为 2.69 美元。

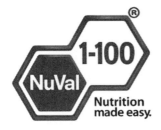

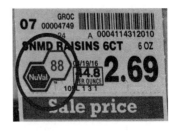

图 3-10　Nuval 评分标签
图片来源：NuVal，LLC（2020）。

图 3-11　某种饮料的 NuVal 评分标签
图片来源：BistroMD（2019）。

NuVal 评分标签具有 4 个显著特点：一是简单，NuVal 评分标签采用 1～100 其中一个数字表达食物的营养价值；二是包容，在多种食品应用，包括生鲜农产品；三是方便，NuVal 评分显示在商店的货架上，

方便比较价格的同时比较营养价值；四是客观，NuVal 评分标签由耶鲁大学、哈佛大学和西北大学等顶尖大学的营养和医学专家团队独立开发，由 Griffin 医院资助，没有食品零售商或制造商参与其中。

NuVal 评分标签的营养评价标准基于 30 多种营养成分的整体营养质量指数（Overall Nutritional Quality Index，ONQI），从鼓励性营养成分、限制性营养成分、能量 3 个维度评价食物，其中，鼓励性营养成分如膳食纤维、叶酸、维生素 A、维生素 C、维生素 D、维生素 E、维生素 B12、维生素 B6、钾、钙、锌、ω-3 脂肪酸、维生素 P（生物类黄酮）、总类胡萝卜素（维生素 A 源物质，主要有 α、β、γ 三种形式）、镁、铁等；限制性营养成分如饱和脂肪酸、反式脂肪酸、钠、糖、胆固醇等。计算式中，鼓励性营养成分构成分子，限制性营养成分构成分母，每种营养成分的权重都基于对美国居民健康的影响程度，即鼓励性营养成分分值越高或者限制性营养成分分值越低，NuVal 评分越高。以酸奶为例，如果 NuVal 评分较低，则可能含有大量添加糖和饱和脂肪酸，反之评分较高。此外，算法还考虑了营养密度（食品中以单位能量为基础所含重要营养素，如每 100cal 食物的营养素含量）、蛋白质质量、脂肪质量和血糖负荷。为匹配美国居民膳食指南的最新建议，2014 年，NuVal 评分标签调整蛋白质、糖、纤维等营养成分的权重，改变了许多食物的评分，部分食物评分调整结果如表 3-8 所示。

表 3-8　部分食物的 Nuval 评分调整结果

食物	旧的 NuVal 评分	新的 NuVal 评分
碎牛肉（95%是瘦肉）	57	32
去皮鸡胸肉	57	39
鸡蛋	56	33
达能蓝莓脱脂酸奶	41	81
全脂牛奶	82	52
燕麦片	93	55

数据来源：BistroMD（2019）。

目前，NuVal 评分标签在美国 31 个州的 1 600 多家商店（如纽约的 Tops Friendly Markets、加州的 Raley's、马萨诸塞州的 Big Y World Class Markets）推行，但尚未覆盖全美所有商店。学界和社会对 NuVal 评分标签的实施效果持认可态度：①营养价值评价准确，如 Findling 等（2018）基于 1 247 名成年美国人的线上调查数据发现，单一交通灯信号标签、多交通灯信号标签、正面事实标签、NuVal 评分标签、指引星标签能提高消费者判断食品营养质量的能力，尤其是 NuVal 评分标签与多交通灯信号标签对产品的营养价值评价最为准确；②NuVal 评分能提高产品销售额，学者们以购买 NuVal 评分标签商品的消费者为调查对象，采用随机对照试验评估发现，酸奶 NuVal 评分每增加 1 分，销售额就会增加 0.49%（Finkelstein 等，2018）；③影响消费者购买意愿，如学者 Melo 等（2019）调查发现，NuVal 评分标签能影响消费者的购买行为，尤其对特定的食品和消费者。然而，NuVal 评分标签在一些研究中不被认可，例如，NuVal 评分标签对消费者的购买决策影响较小（Lagoe，2010）。NuVal 评分标签不因产品的有机属性（食用农产品生产过程中施用生物农药、有机化肥等）而提高分数，即有机即食早餐麦片与传统即食早餐麦片的 NuVal 评分不存在差异（Woodbury&George，2014）。

七、可应用于生鲜农产品的 FOP 标签异同点

上述全球流行的 6 种 FOP 标签可运用于生鲜农产品，在营养评价标准与运行机制等方面具有不少共同点，但也在实施主体与营养评价对象方面具有差异性。

（一）可应用于生鲜农产品的 FOP 标签共同点

1. 均采用总结指示体系的营养素度量法模型

FOP 标签的营养素度量法模型共有特定营养素体系、总结指示体系以及食物类别信息体系 3 类（Institute of Medicine，2010）。见表 3-9，6 款生鲜农产品 FOP 标签均采用总结指示体系的营养素度量

法模型。所谓总结指示体系，是指用一个符号、对勾、图形概括食品营养成分的总体信息，这些体系没有展示具体的营养成分及其含量等信息（Institute of Medicine，2010）。与特定营养素体系不同的是，这些 FOP 标签都不强调生鲜农产品某一种或某几种营养素含量，而是选择与膳食健康紧密相关的鼓励性营养成分和限制性营养成分作为计算基础，区别的是，瑞典 Keyhole 标签、美国心脏检查标志、新加坡较健康选择标志、荷兰选择标志采用阈值法，设置营养素含量界限值；美国 NuVal 评分标签采用评分法，通过整体营养质量指数设置分值；美国指引星标签采用评级法，基于富含营养素食物（Nutrient‐Rich Foods，NRF）模型计算 NRF 值，然后转为星级评价。

2. FOP 标签的营养评价标准与认证程序严格

可应用于生鲜农产品的 FOP 标签看似简单，但都依据严格的营养评价标准与认证程序。营养评价标准方面，这些标签主要以本国居民的膳食指南为依据，做出被评价营养成分、术语及定义、营养成分名称与功能、营养成分表达方式（单位与数值）与允许误差等方面的规定。认证方面，生鲜农产品 FOP 标签使用权的获取要经过层层认证程序，经历提交申请、产品检测、审核、批准授权、定期更新认证 5 个流程。

3. 生鲜农产品 FOP 标签的营养评价标准与图标保持动态更新

可应用于生鲜农产品的 FOP 标签评价标准、图标并非一成不变，都会根据国际趋势、国家发展、社会需求、技术创新适时做出调整。例如，瑞典食品管理局完善 Keyhole 标签评价标准，扩大标签在生鲜农产品的适用范围；为鼓励居民多吃水果和蔬菜，达到每日两份水果和蔬菜的参考摄入量，新加坡健康促进局在较健康选择标志增添"每天吃 2＋2 份水果和蔬菜"声称，设计新的 FOP 标签图标；国际科学委员会每 4 年修订选择标识的营养评价标准及重新评估认证过的产品，至今评价标准已通过第三次修订，形成 2019 年国际选择标准第 4 版；为适应美国居民膳食指南的最新建议，2014 年，NuVal 评分标签调整了食物中蛋白质、糖、纤维等的权重，改变对许多食物的原有评分；2015 年的美

表 3 - 9　6 款可应用于生鲜农产品的 FOP 标签营养评价标准与图形

FOP标签	国家	推行时间	推行机构	营养评价标准	营养素度量法模型	图形
Keyhole标签	瑞典	1989年	食品管理局	符合高膳食纤维、低脂、低糖、低添加糖、低盐其中一个标准	阈值法总结指数体系：既要低于限制性营养成分最高含量又要高于鼓励性营养成分最低含量	
心脏检查标志	美国	1995年	美国心脏协会	要同时符合三个条件：一是维生素 A、维生素 C、铁、钙、蛋白质、膳食纤维至少一种达到每日推荐摄入量的 10% 及以上；二是总脂肪<6.5g，饱和脂肪酸≤1g，反式脂肪酸<0.5g，不含有植物奶油、植物黄油等氢化油；三是钠含量≤480mg	阈值法总结指示体系：既要低于限制性营养成分最高含量又要高于鼓励性营养成分最低含量	
较健康选择标志	新加坡	1998年	健康促进局	既要低于脂肪、饱和脂肪酸、反式脂肪酸、钠，总糖的最高含量以及又要高于膳食纤维、全谷物比重的最低值	阈值法的总结指示体系：既要低于限制性营养成分最高含量又要高于鼓励性营养成分最低含量	
指引星标签	美国	2006年	指引星认证企业	分为鼓励性营养成分/食物组（如维生素、矿物质、纤维、全谷物、ω-3 脂肪酸）与限制营养成分（如饱和脂肪酸、反式脂肪酸、添加钠、添加糖），分别赋予正值与负值，通过一定运算法则进行正负值相加，然后后将得分转换为 0～3 颗星。总分在 0～11 分之间共有 1～3 颗星，星级越多，营养值越高	评级法的总结指示体系：总分值＝累计鼓励性营养成分－累计限制性营养成分	

（续）

FOP标签	国家	推行时间	推行机构	营养评价标准	营养素度量法模型	图形
选择标识	荷兰	2006 年	选择国际基金会	以脂肪、钠、纤维为评价标准，而且维生素 A、维生素 B2、维生素 E、维生素 D、维生素 B6、维生素 B12、叶酸、维生素 C、钙、铁、膳食纤维至少两种含量达到最低要求	阈值法的总结指示体系：既要低于限制性营养成分最高含量又要高于鼓励性营养成分最低含量	CHOICES BASED ON INTERNATIONAL DIETARY GUIDELINES
NuVal 评分标签	美国	2010 年	NuVal 企业	从鼓励性营养成分（纤维、叶酸、维生素 A、维生素 C、维生素 D、维生素 E、维生素 B6、维生素 B12、钾、钙、镁、铁、锌、ω-3 脂肪酸、生物类黄酮、总类胡萝卜素）、限制性营养成分（饱和脂肪酸、反式脂肪酸、钠、糖、胆固醇）、能量 3 个维度评价，鼓励性营养成分构成分子、限制性营养成分构成分母、每种营养的权重都基于对美国人健康的影响程度，即鼓励性营养成分分值越高或者限制性营养成分分值越低，NuVal 评分越高	评分法的总结指示体系：鼓励性营养成分分子、限制性营养成分分母、鼓励性营养成分分值越高或者限制性营养成分分值越低，NuVal 评分越高	NuVal 1-100 Nutritional Scoring System

国居民膳食指南一经实施，指引星认证企业即刻调整指引星标签的营养评价标准以适应新的膳食指南；FDA 和美国农业部（USDA）宣布维生素、矿物质的最新推荐日摄入量，指引星认证企业则相应修改评价标准和数据库信息。

（二）可应用于生鲜农产品的 FOP 标签不同点

1. 实施主体不同

可应用于生鲜农产品 FOP 标签的实施主体不尽相同，既有政府，又有企业与非营利性社会组织，说明生鲜农产品 FOP 标签不仅引起政府重视，而且也得到企业、非营利性社会组织的关注。例如，政府主导的 FOP 标签有瑞典食品管理局的 Keyhole 标签、新加坡健康促进局的较健康选择标志；企业实施的 FOP 标签有美国指引星认证企业的指引星标签、美国 NuVal 企业的 NuVal 评分标签；非营利性社会组织发起的 FOP 标签有美国心脏协会的心脏检查标志、荷兰选择国际基金会的选择标志。不同的实施主体有利于 FOP 标签间的取长补短，也为消费者提供多种选择。

2. FOP 标签评价的营养成分不同

虽然上述 FOP 标签都采用总结指示体系的营养素度量法模型，但都根据本国居民膳食营养需求，设计不同的被评价营养成分，Keyhole 标签和较健康选择标志主要评价宏量营养素，如膳食纤维（碳水化合物的一种）、脂肪，而其他 FOP 标签还考虑了维生素和矿物质，如心脏检查标志、NuVal 评分标签、指引星标签以维生素 A、维生素 C、铁、钙、钠、锌为评价对象。

八、6 个 FOP 标签的大宗生鲜农产品营养评价标准

Keyhole 标签、心脏检查标志、较健康选择标志、指引星标签、选择标识、NuVal 评分标签对肉蛋奶、水产品等大宗生鲜农产品制定了相应的营养评价标准。

（一）FOP 标签普遍将脂肪含量作为生鲜肉类营养评价标准

对于猪肉、牛羊肉、禽肉等生鲜畜禽肉，不同 FOP 标签的营养评

价标准各不相同。如表 3 - 10 所示，Keyhole 标签、较健康选择标志、选择标识仅考虑限制性营养成分，如脂肪、饱和脂肪酸、反式脂肪酸、钠；而指引星标签、NuVal 评分标签、心脏检查标志还考虑鼓励性营养成分，如 ω - 3 脂肪酸、维生素、矿物质。肉类是高脂食物，多数 FOP 标签将脂肪含量作为评价标准，通过比较界限值发现，心脏检查标志的标准（＜5g/100g）比 Keyhole 标签、较健康选择标志（≤10g/100g）更高。

表 3 - 10　FOP 标签应用于生鲜肉类的营养评价标准

FOP 标签	营养评价标准
Keyhole 标签	脂肪含量≤10g/100g
较健康选择标志	脂肪含量≤10g/100g；钠含量≤120mg/100g
指引星标签	饱和脂肪酸、反式脂肪酸、胆固醇、钠、蛋白质、维生素 D、铁、钙、钾
NuVal 评分标签	维生素 A、维生素 D、维生素 E、维生素 B1、维生素 B3、维生素 B12、维生素 B6、钾、钙、锌、ω - 3 脂肪酸、铁、饱和脂肪酸、钠、胆固醇等
选择标识	饱和脂肪酸含量≤3.2g/100g；反式脂肪酸含量≤0.1g/100g；钠含量≤150mg/100g
心脏检查标志	脂肪含量＜5g/100g；饱和脂肪含量＜2g/100g；反式脂肪含量＜0.5g/份；胆固醇含量＜95mg/100g；钠含量≤50mg/100g；蛋白质、维生素 A、维生素 C、铁、钙至少一种达到每日推荐摄入量的 10% 及以上

资料来源：The National Food Agency's Code of Statutes（2015）；Healthy Foods and Dining Department，Obesity Prevention Management Division（2018）；Guiding Stars Licensing Company（2021）；BistroMD（2019）；Choices International Foundation（2014）；American Heart Association（2020b）。

（二）FOP 标签普遍将胆固醇含量作为生鲜禽蛋营养评价标准

对于生鲜禽蛋，主要有 4 个 FOP 标签列举了营养评价标准，见表 3 - 11，其中，较健康选择标志、选择标识仅关注脂肪、饱和脂肪酸、反式脂肪酸、胆固醇、钠等限制性营养成分含量，而指引星标签、NuVal 评分标签还考虑了鼓励性营养成分。生鲜禽蛋富含胆固醇，较多 FOP 标签将胆固醇含量作为营养评价标准。

表 3 - 11　FOP 标签应用于生鲜禽蛋的营养评价标准

FOP 标签	营养评价标准
较健康选择标志	脂肪含量≤10g/100g；胆固醇含量≤320mg/100g
指引星标签	蛋白质、饱和脂肪酸、反式脂肪酸、不饱和脂肪酸、胆固醇、维生素 D、铁、钙、钾、钠
NuVal 评分标签	饱和脂肪酸、ω-3 脂肪酸、胆固醇、维生素 A、维生素 B3、维生素 B6、维生素 B12、维生素 D、维生素 E、钾、钙、锌、镁、铁、钠等
选择标识	饱和脂肪酸含量≤3.2g/100g；反式脂肪酸含量≤0.1g/100g；钠含量≤150mg/100g

资料来源：Healthy Foods and Dining Department，Obesity Prevention Management Division（2018）；Guiding Stars Licensing Company（2021）；BistroMD（2019）；Choices International Foundation（2014）。

（三）FOP 标签较多将钙含量作为鲜牛奶的营养评价标准

鲜牛奶也称巴氏杀菌奶，是以鲜牛乳为原料，经过 85℃ 低温加热处理的生鲜牛奶。见表 3 - 12，Keyhole 标签、选择标识仅将鲜牛奶的限制性营养成分作为营养评价标准，而较健康选择标识、指引星标签、NuVal 评分标签还考虑鼓励性营养成分，其中，钙含量是这些 FOP 标签的主要评价指标。

表 3 - 12　FOP 标签应用于鲜牛奶的营养评价标准

FOP 标签	营养评价标准
Keyhole 标签	脂肪含量≤0.7g/100g
较健康选择标志	脂肪含量≤1.5g/100g；钙含量≥130mg/100g
指引星标签	蛋白质、饱和脂肪酸、反式脂肪酸、不饱和脂肪酸、胆固醇、维生素 D、铁、钙、钾、钠
NuVal 评分标签	饱和脂肪酸、胆固醇、维生素 A、维生素 B3、维生素 B6、维生素 B12、维生素 D、维生素 E、钾、钙、镁、铁、锌、钠等
选择标识	饱和脂肪酸含量≤1.4g/100g；反式脂肪酸含量≤0.1g/100g；钠含量≤100mg/100g；添加糖含量≤5.0g/100g；总糖量≤11.0g/100g

资料来源：The National Food Agency's Code of Statutes（2015）；Healthy Foods and Dining Department，Obesity Prevention Management Division（2018）；Guiding Stars Licensing Company（2021）；BistroMD（2019）；Choices International Foundation（2014）。

（四）FOP 标签普遍将钠与脂肪含量作为鲜活水产品的营养评价标准

对于鱼、虾、蟹、贝等鲜活海洋与淡水渔业产品，Keyhole 标签、较健康选择标志、选择标识关注脂肪、饱和脂肪酸、反式脂肪酸、糖、盐、添加脂肪、添加盐等限制性营养成分，指引星标签、NuVal 评分标签、心脏检查标志还将蛋白质、不饱和脂肪酸、维生素、矿物质列入营养评价标准（表 3-13）。整体上，这些 FOP 标签普遍评价鲜活水产品的脂肪与钠含量。通过比较界限值发现，心脏检查标志的脂肪含量标准（<5g/100g）比 Keyhole 标签（≤10g/100g）高，且心脏检查标志（≤150mg/100g）、选择标识（≤300mg/100g）的钠含量标准比 Keyhole 标签（≤600mg/100g）高。

表 3-13　FOP 标签应用于生鲜水产品的营养评价标准

FOP 标签	营养评价标准
Keyhole 标签	脂肪含量≤10g/100g；糖含量≤5g/100g；盐含量≤1.5g/100g（钠含量≤600mg/100g）
较健康选择标志	无添加脂肪与钠
指引星标签	蛋白质、饱和脂肪酸、反式脂肪酸、不饱和脂肪酸、胆固醇、维生素 D、铁、钙、钾、钠
NuVal 评分标签	饱和脂肪酸、ω-3 脂肪酸、胆固醇、维生素 A、维生素 B3、维生素 B6、维生素 B12、维生素 D、维生素 E、钾、钙、镁、铁、钠等
选择标识	饱和脂肪酸含量≤4.0g/100g；反式脂肪酸含量≤0.1g/100g；钠含量≤300mg/100g
心脏检查标志	脂肪含量<5g/100g；饱和脂肪含量<2g/100g；反式脂肪含量<0.5g/份；胆固醇含量<95mg/100g；钠含量≤150mg/100g；蛋白质、维生素 A、铁、钙至少一种达到每日推荐摄入量的 10% 及以上

资料来源：The National Food Agency's Code of Statutes（2015）；Healthy Foods and Dining Department，Obesity Prevention Management Division（2018）；Guiding Stars Licensing Company（2021）；BistroMD（2019）；Choices International Foundation（2014）；American Heart Association（2020b）。

（五）FOP 标签对新鲜蔬果进行直接标示

Keyhole 标签、心脏检查标志、较健康选择标志、指引星标签、选择标识对新鲜蔬果直接进行标示。例如，Keyhole 标签可应用于超市散装新鲜水果（图 3-12）；显示"每天吃 2+2 份水果和蔬菜"声称的较健康选择标志，鼓励新加坡居民多吃新鲜蔬菜和水果（图 3-13）；NuVal 评分标签可用于超市鲜切水果（图 3-14）；指引星标签对新鲜水果直接标示三星级（图 3-15）。

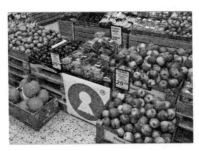

图 3-12　应用于新鲜水果的 Keyhole 标签
图片来源：Nordic Council of Ministers（2012）。

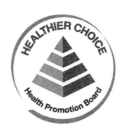

图 3-13　每天吃 2+2 份水果和蔬菜的较健康选择标志
图片来源：Health Promotion Board（2019）。

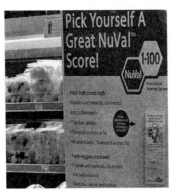

图 3-14　可应用于鲜切水果的 NuVal 评分标签
图片来源：BistroMD（2019）。

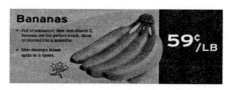

图 3-15　显示香蕉价格的指引星标签

图片来源：Guiding Stars Licensing Company（2020）。

九、对我国的启发

通过回顾国际上可用于生鲜农产品的现行 FOP 标签，对我国开展生鲜农产品营养评价与 FOP 标签有以下几点启发。

（一）生鲜农产品的营养评价不应局限于限制性营养成分，还要考虑鼓励性营养成分

从上述 6 个 FOP 标签的评价标准可知，有一半标签的营养评价标准仅考虑限制性营养成分，这忽略了生鲜农产品富含蛋白质、膳食纤维、不饱和脂肪酸、维生素 C、钙、铁的特性。虽然中国营养学会发起的"健康选择"标识仅应用于预包装食品，但根据制订的《预包装食品"健康选择"标识规范（T/CNSS 001—2018）》，"健康选择"标识可适用于新鲜未加工的肉、蛋、水产品、蔬果制品（表 3-14），虽然其定义及范围不完全等同于生鲜农产品，但与 Keyhole 标签、较健康选择标志、选择标识一样仅考虑限制性营养成分，所以，将"健康选择"标识的营养评价标准直接应用于生鲜农产品也并不合理，我国生鲜农产品营养评价既要考虑限制性营养成分，也要关注鼓励性营养成分。

表 3-14　我国"健康选择"标识关于新鲜未加工食用农产品的营养评价标准

新鲜未加工食用农产品	定义及范围	营养评价标准
新鲜肉制品（未加工）	以鲜畜、禽产品为主要原料，不添加辅料，初步加工（切割、洗涤、成型、包装等）制成的产品	饱和脂肪酸 ≤5g/100g；无添加糖；钠≤120mg/100g

（续）

新鲜未加工食用农产品	定义及范围	营养评价标准
新鲜水产品（未加工）	以鱼类、虾蟹类、贝类为主要原料，不添加辅料，经初步加工制成的食品，包括鲜、活品	饱和脂肪酸≤4g/100g；无添加糖；钠≤300mg/100g
新鲜蛋制品（未加工）	以鲜蛋为原料，不添加辅料，经相应工艺加工而成的蛋制品	饱和脂肪酸≤4g/100g；无添加糖；钠≤150mg/100g
新鲜的蔬果（未加工）	以水果、蔬菜为原料，不添加任何辅料，不做任何处理或简单切割成型等加工的新鲜制品	直接标示

资料来源：《预包装食品"健康选择"标识规范（T/CNSS 001—2018）》。

（二）采用总结指示体系营养素度量法作为我国生鲜农产品 FOP 标签评价算法

总结发现，当前应用于生鲜农产品的 FOP 标签都采用总结指示体系营养素度量法，虽然分为阈值法、评分法、评级法三类，但都对生鲜农产品营养价值进行总结评价，不展示具体营养成分及其含量等信息。本书拟采用的 NRF 9.3 模型属于总结指示体系评价算法，将 9 种鼓励性营养成分与 3 种限制性营养成分都纳入营养评价标准，对我国生鲜猪肉、生鲜鸡蛋、鲜牛奶、鲜活淡水鱼开展营养评价与 FOP 标签方案设计，克服了一些 FOP 标签仅考虑限制性营养成分的不足。虽然 NRF 9.3 模型与指引星标签的评价算法接近，但本研究的 FOP 标签信息展示形式不仅是评级，还将包括符号、评分等形式。

（三）以生鲜超市为推行抓手，推动生鲜农产品 FOP 标签实施

国际经验表明，上述运用于生鲜农产品的 6 个 FOP 标签主要在生鲜超市实施。随着农产品零售业态发展，生鲜超市逐渐成为居民购买生鲜农产品的主要渠道。而且，生鲜超市具备比较齐全的生鲜农产品种类、比较稳定的农超对接供应渠道，较高的农产品生产标准以及可标示标签的经营场所，这为 FOP 的落地标签实施创造了有利的条件。所以，本书基于大宗生鲜农产品营养评价与 FOP 标签方案设计，围绕生鲜超

市业态模式，开展超市生鲜农产品 FOP 标签展现形式与运行架构设计，以及提出超市生鲜农产品 FOP 标签发展的保障措施。

十、本章小结

本章节对可用于生鲜农产品的瑞典 Keyhole 标签、美国心脏检查标志、新加坡较健康选择标志、美国指引星标签、荷兰选择标识、美国 NuVal 评分标签进行图标特征、营养评价标准、申请和使用规定、应用范围、实施效果等方面的分析发现，6 款生鲜农产品 FOP 标签均采用总结指示体系的营养素度量法模型概括食物营养价值。区别的是，Keyhole 标签、心脏检查标志、较健康选择标志、选择标识均采用阈值法；NuVal 评分标签采用评分法；指引星标签采用评级法。这些 FOP 标签设计以居民膳食指南为依据，有严格的营养评价标准与认证程序（提交申请、产品检测、审核、批准授权、定期更新认证）。而且，FOP 标签的营养评价标准、图标均根据国际发展趋势、国家发展、社会需求以及技术创新做出适度调整。然而，上述 FOP 标签的实施主体不同，Keyhole 标签、心脏检查标志、较健康选择标志为政府主导，选择标志由非营利性社会组织发起，而指引星标签、NuVal 评分标签为企业推动。被评价的营养成分也不相同，Keyhole 标签、较健康选择标志倾向于评价宏量营养素，而其他 4 款 FOP 标签侧重于微量营养素评价。对于新鲜蔬果，所有 FOP 标签可直接进行标示，但对于肉蛋奶与水产品，Keyhole 标签、较健康选择标志、选择标识仅考虑限制性营养成分，而指引星标签、NuVal 评分标签、心脏检查标志还关注鼓励性营养成分。基于此，在生鲜超市推行生鲜农产品 FOP 标签，将限制性营养成分与鼓励性营养成分纳入生鲜农产品营养评价标准，采用总结指示体系营养素度量法模型作为 FOP 标签评价算法等国际经验值得我国借鉴与思考。

第四章 生鲜猪肉营养评价与 FOP 标签方案设计

从第四章到第七章，本书分别对生鲜猪肉、生鲜鸡蛋、鲜牛奶、鲜活淡水鱼 4 种大宗生鲜农产品进行营养评价，并探索 FOP 标签应用。本章基于《中国食物成分表》收录的 19 种生鲜猪肉主要营养成分，利用 NRF 9.3 模型开展整体营养价值评价，并利用评价结果从评分法、阈值法、评级法尝试猪肉 FOP 标签方案设计。

一、生鲜猪肉营养特性与评价

据 FAO 统计，猪肉是我国第一大肉类，2010—2019 年我国猪肉年均产量 5.28×10^7 t，占肉类总产量（8.32×10^7 t）的 63.46%。我国也是猪肉消费大国，2014—2018 年，猪肉消费量保持增长（表 4-1），从 5.09×10^7 t 增长到 5.45×10^7 t，年人均猪肉消费量逐年增长（从 36.4kg 增长到 38.17kg），但随着肉类消费结构优化，居民对禽肉、牛羊肉的需求增加，猪肉总消费量与人均消费量均在肉类消费量的比重略微下降，但仍为最大肉类消费品。而且，居民猪肉消费习惯难以改变，禽肉等肉类难以完全替代猪肉消费，即使在猪价连涨的 2019 年，仍有 84.7% 的受访居民将猪肉作为最常消费的肉类，普遍首选猪肉，其次是禽肉、鱼肉、牛羊肉（李昂等，2020）。再者，随着非洲猪瘟疫情影响减弱，猪价回归常态，我国猪肉消费量将显著增加（农业农村部市场预警专家委员会，2021）。针对当前形势，优化居民猪肉消费结构，引导居民合理膳食与均衡营养摄入尤为必要。

表 4－1　我国猪肉消费量与年人均消费量

时间	猪肉消费量 （×10⁷t）	肉类消费量 （×10⁷t）	比重（%）	年人均猪肉 消费量（kg）	人年均肉类 消费量（kg）	比重（%）
2014	5.09	8.14	62.53	36.4	58.55	62.17
2015	5.19	8.33	62.30	36.88	59.61	61.87
2016	5.31	8.51	62.40	37.57	60.48	62.12
2017	5.37	8.62	62.30	37.81	61.05	61.93
2018	5.45	8.78	62.07	38.17	61.78	61.78

数据来源：猪肉的消费量及其年人均消费量、肉类的消费量及其年人均消费量分别以 FAOSTAT 数据库（www.fao.org/faostat）的新食物平衡表中猪肉年总供应量及其年人均供应量、肉类年总供应量及其年人均供应量替代。

　　本书研究的生鲜猪肉能量与主要营养素数据来自《中国食物成分表》（标准版第 6 版第 2 册）（杨月欣等，2019）。按照猪肉脂肪含量（肥、瘦）、不同部位的猪肉（脖、腿、通脊①、里脊②、前臀尖③、后臀尖、奶脯④、硬肋⑤、前肘⑥、后肘）以及猪种（杜长大猪⑦、良杂猪⑧）分类，《中国食物成分表》共收录了 19 种生鲜猪肉的营养数据。见表 4－2，猪肉样品均为生肉，且采用科学的样本处理方法，营养数据可信度高。

---

　　①　猪通脊肉又称猪外脊肉、猪硬脊肉，是位于猪脊椎骨外的肉。
　　②　猪里脊肉是指位于猪脊椎骨内侧肉。
　　③　猪前臀尖是指紧挨猪前腿并且靠上的部位，而猪后臀尖是指紧贴坐臀上的部位，前臀尖的肉质相对细嫩。
　　④　奶脯肉位于猪肋骨下腹部的肉，呈泡泡状，肉质较差，一般用来加工提炼、熬制猪油，也可烧、炖或用于做酥肉。
　　⑤　硬肋又称"方肉""上五花"，是猪肋骨下的肉。
　　⑥　前肘猪肉又称前蹄膀，后肘猪肉也称后蹄髈。
　　⑦　杜长大猪由杜洛克猪、长白猪、大白猪的杂交外三元猪，具有生长快、饲料转化率高、抗逆性强等特点。
　　⑧　良杂猪是两个优良品种的猪经过选育选配而形成的新品种猪，如长白猪与皮特兰猪经过选育选配而育成的猪种。

表 4 - 2 部分生鲜猪肉样品描述

食物编码	猪肉	食物描述	样本处理	采样日期	采样地点	产地
081121	猪肉（前臀尖、杜长大猪）	生，肥瘦肉，去皮	数份等量混合打匀	2002.4	北京市大红门食品公司	河北
081122	猪肉（前臀尖、良杂猪）	生，肥瘦肉，去皮	数份等量混合打匀	2002.4	北京市大红门食品公司	河北
081123	猪肉（后臀尖、杜长大猪）	生，肥瘦肉，去皮	数份等量混合打匀	2002.4	北京市大红门食品公司	河北
081124	猪肉（后臀尖、良杂猪）	生，肥瘦肉，去皮	数份等量混合打匀	2002.4	北京市大红门食品公司	河北
081125	猪肉（硬肋、杜长大猪）	生，肥瘦肉，去皮	数份等量混合打匀	2002.4	北京市大红门食品公司	河北
081126	猪肉（硬肋、良杂猪）	生，肥瘦肉，去皮	数份等量混合打匀	2002.4	北京市大红门食品公司	河北
081127	猪肉（通脊、杜长大猪）	生，瘦	数份等量混合打匀	2002.4	北京市大红门食品公司	河北
081128	猪肉（通脊、良杂猪）	生，瘦	数份等量混合打匀	2002.4	北京市大红门食品公司	河北
081129	猪肉（里脊）	生，瘦	数份等量混合打匀	2002.4	北京市大红门食品公司	河北

数据来源：《中国食物成分表》（第 6 版第 2 册）。

根据表 4 - 3 可知，国外 6 个 FOP 标签评价生鲜猪肉营养纳入的营养成分既有饱和脂肪酸、反式脂肪酸、胆固醇、钠 4 种限制性营养成分，又有蛋白质、铁、钙、钾、锌、维生素 A、维生素 B1、维生素 B3、维生素 B6、维生素 B12、维生素 D、维生素 E12 种鼓励性营养成分。《中国食物成分表》（标准版第 6 版第 2 册）缺乏维生素 D、维生素 B6、维生素 B12 数据，鉴于 NRF 9.3 模型仅要列入 9 种鼓励性营养成分，故本书构建的 NRF 9.3 模型纳入了除维生素 D、维生素 B6、维生素 B12 外的鼓励性营养成分以及除反式脂肪酸外的限制性营养成分。

表 4－3　构建的 NRF 9.3 模型所纳入的营养成分

名称	6 个 FOP 标签的营养评价指标	NRF 9.3 模型纳入的营养成分
限制性营养成分	饱和脂肪酸、反式脂肪酸、胆固醇、钠	饱和脂肪酸、胆固醇、钠
鼓励性营养成分	蛋白质、铁、钙、钾、锌、维生素 A、维生素 B1、维生素 B3、维生素 B6、维生素 B12、维生素 D、维生素 E	蛋白质、铁、钙、钾、锌、维生素 A、维生素 B1、维生素 B3、维生素 E

　　19 种生鲜猪肉可食部分的能量、限制性营养成分以及鼓励性营养成分含量如表 4－4 所示。猪肉间的能量差异较大，猪肥肉作为五花肉、肘子肉上的一部分，含饱和脂肪酸较多，能量最高（806.5kcal/100g），其次是猪肉（肋条肉）、猪肉（硬肋、杜长大猪），而猪肉（通脊、良杂猪）的油脂含量适中，能量最低（139.99kcal/100g），仅为猪肥肉的17.36%。猪肉（通脊、杜长大猪）的胆固醇最高（151mg/100g），其次是猪肥肉，但胆固醇最低的是猪肉（前臀尖、良杂猪），仅为猪肉（通脊、杜长大猪）的 27.15%。如表 4－5 所示，按照每 100g 畜肉脂肪含量≤10% 为瘦肉的规定（附录表 2），猪肉（后臀尖、杜长大猪）、猪肉（里脊）、猪肉（通脊、杜长大猪）、猪肉（通脊、良杂猪）、猪肉（瘦）均为瘦肉。按照极低钠（≤40mg/100g）、低钠（≤120mg/100g）的规定，除了猪肥肉，其他 18 种猪肉为低钠猪肉。此外，猪肉（后臀尖、杜长大猪）、猪肉（里脊）、猪肉（通脊、杜长大猪）、猪肉（通脊、良杂猪）、猪肉（瘦）为极低钠猪肉。蛋白质方面，猪肉的蛋白质属优质蛋白质，含有人体全部必需氨基酸。按照每 100g 肉类的蛋白质含量≥12g 的规定，猪肉（通脊、杜长大猪）、猪肉（后臀尖、杜长大猪）、猪肉（通脊、良杂猪）、猪肉（瘦）、猪肉（后臀尖、良杂猪）、猪肉（里脊）、猪肉（腿）、猪肉（前肘）、猪肉（后肘）、猪肉（前臀尖、杜长大猪）、猪肉（后臀尖）、猪肉（前臀尖、良杂猪）、猪肉（奶面）[硬五花] 为高蛋白猪肉。

表 4－4　19 种生鲜猪肉可食部分的能量与主要营养成分含量

食物编码	可食部比例(%)	能量(kcal/100g)	限制性营养成分			蛋白质(g/100g)	鼓励性营养成分							
			胆固醇(mg/100g)	饱和脂肪酸(g/100g)	钠(mg/100g)		铁(mg/100g)	钙(mg/100g)	钾(mg/100g)	锌(mg/100g)	维生素A(μg/100g)	维生素B1(μg/100g)	维生素B3(mg/100g)	维生素E(mg/100g)
猪肥肉 081102	100	806.50	109	32.4	19.5	2.4	1	3	23	0.69	29	0.08	0.9	0.24
猪肉(后臀尖) 081103	97	325.85	84.39	10.48	55.78	14.16	0.97	4.85	172.66	0.81	15.52	0.25	2.72	0.92
猪肉(后肘) 081104	73	233.52	57.67	6.86	56.06	12.41	0.73	4.38	137.24	1.29	5.84	0.27	1.9	0.35
猪肉(肋条肉) 081105	96	545.15	104.6	19.87	76.8	8.93	0.96	5.76	205.44	1.55	9.6	0.09	2.3	0.05
猪肉(奶脯)[软五花,猪夹心] 081107	85	296.46	83.3	10.2	31.2	6.55	0.68	4.25	45.05	0.62	33.15	0.12	1.7	0.42
猪肉(奶面)[硬五花] 081108	79	267.56	60.83	8.53	41.08	10.74	1.03	4.74	132.72	1.74	7.9	0.28	2.45	0.16
猪肉(前肘) 081109	77	220.93	60.83	2.54	94.17	13.32	2.7	3.85	105.49	1.59	12.32	0.22	2.62	0.45
猪肉(瘦) 081110	100	142.86	81	3	57.5	20.3	3	6	305	2.99	44	0.54	5.3	0.34
猪肉(腿) 081111	100	189.92	79	4.3	63	17.9	0.9	6	295	2.18	3	0.53	4.9	0.3

（续）

| 食物编码 | 可食部比例(%) | 限制性营养成分 | | | | 鼓励性营养成分 | | | | | | | | |
		能量(kcal/100g)	胆固醇(mg/100g)	饱和脂肪酸(g/100g)	钠(mg/100g)	蛋白质(g/100g)	铁(mg/100g)	钙(mg/100g)	钾(mg/100g)	锌(mg/100g)	维生素A(μg/100g)	维生素B1(μg/100g)	维生素B3(mg/100g)	维生素E(mg/100g)
猪肉（猪脖）081112	90	519.11	84.6	17.91	48.6	7.2	1.08	3.6	89.1	0.53	16.2	0.19	1.53	0.55
猪肉（前臀尖、杜长大猪）081121	100	288.82	80	11.8	54	15.3	1.1	1	222	2.45	8	0.27	4.2	0.57
猪肉（前臀尖、良杂猪）081122	100	333.73	41	12.9	53.9	14.2	1.1	1	53.9	1.91	9	0.24	3.14	0.69
猪肉（后臀尖、杜长大猪）081123	100	164.84	43	3.4	54	20.8	1.1	2	54	2.24	0	0.31	3.02	0
猪肉（后臀尖、良杂猪）081124	100	174.87	66	3.9	47.9	20	0.9	1	47.9	2.29	0	0.45	4.67	0.34
猪肉（硬肋、杜长大猪）081125	100	556.62	61	23.2	54	10.8	1.1	3	54	1.23	12	0.21	2.81	0
猪肉（硬肋、良杂猪）081126	100	535.83	81	27	54	11.6	1.1	1	54	1.33	12	0.15	2.7	1.03
猪肉（通脊、杜长大猪）081127	100	158.86	151	3.2	54	22.3	1.1	2	54	1.54	0	0.28	9.67	0.22

（续）

食物编码	可食部比例（%）	能量（kcal/100g）	胆固醇（mg/100g）	饱和脂肪酸（g/100g）	钠（mg/100g）	蛋白质（g/100g）	铁（mg/100g）	钙（mg/100g）	钾（mg/100g）	锌（mg/100g）	维生素 A（μg/100g）	维生素 B1（μg/100g）	维生素 B3（mg/100g）	维生素 E（mg/100g）
					限制性营养成分						鼓励性营养成分			
猪肉（通脊、良杂猪）081128	100	139.99	64	2.6	46.5	20.7	0.9	2	46.5	2.2	0	0.2	6.98	0.15
猪肉（里脊）081129	100	150.02	55	2.7	43.2	19.6	1.5	6	43.2	2.01	0	0.32	6.37	0.33

数据来源：《中国食物成分表》（第 6 版第 2 册）。

注：维生素 E 的数值采用总值表示；猪肉可食部分能量与主要营养素含量＝可食部比例×猪肉能量与主要营养素含量。

表 4-5 具有营养特性的生鲜猪肉品种

营养特性	临界值	猪肉品种
瘦猪肉	脂肪含量≤10%	猪肉（后臀尖、杜长大猪）、猪肉（里脊）、猪肉（通脊、杜长大猪）、猪肉（通脊、良杂猪）、猪肉（瘦）
极低钠猪肉	钠含量≤40mg/100g	猪肉（后臀尖、杜长大猪）、猪肉（里脊）、猪肉（通脊、杜长大猪）、猪肉（通脊、良杂猪）、猪肉（瘦）
高蛋白猪肉	蛋白质含量≥12g/100g	猪肉（通脊、杜长大猪）、猪肉（后臀尖、杜长大猪）、猪肉（通脊、良杂猪）、猪肉（瘦）、猪肉（后臀尖、良杂猪）、猪肉（里脊）、猪肉（腿）、猪肉（前肘）、猪肉（后肘）、猪肉（前臀尖、杜长大猪）、猪肉（后臀尖）、猪肉（前臀尖、良杂猪）、猪肉（奶面）[硬五花]
富含维生素 B3	维生素 B3 含量≥4.2mg/100g	猪肉（瘦）、猪肉（腿）、猪肉（前臀尖、杜长大猪）、猪肉（后臀尖、杜长大猪）、猪肉（后臀尖、良杂猪）、猪肉（通脊、杜长大猪）、猪肉（通脊、良杂猪）、猪肉（里脊）
富含维生素 B1	维生素 B1 含量≥0.42mg/100g	猪肉（瘦）、猪肉（腿）、猪肉（后臀尖、良杂猪）

NRF 9.3 模型的计算结果如表 4-6 所示，在 19 种生鲜猪肉中，每 100kcal 中含有鼓励性营养成分数值最高的是猪肉（瘦）（NR9 值＝1.21），最低是猪肥肉，NR9 值仅有 0.05。在限制性营养成分方面，每 100kcal 含有限制性营养成分数值最高的猪肉是猪肉（通脊、杜长大猪）（LIM3 值＝0.43），最低的是猪肉（前臀尖、良杂猪）。从 NRF 9.3 值看，猪肉（瘦）、猪肉（里脊）、猪肉（后臀尖、杜长大猪）、猪肉（通脊、良杂猪）、猪肉（通脊、杜长大猪）、猪肉（腿）、猪肉（后臀尖、良杂猪）、猪肉（前肘）、猪肉（前臀尖、杜长大猪）、猪肉（后肘）、猪肉（奶面）[硬五花]、猪肉（前臀尖、良杂猪）、猪肉（后臀尖）的 NRP9.3 值＞0，其中，每 100kcal 猪肉（瘦）的鼓励性营养成分含量高于限制性营养成分，对人体的营养价值最高。NRP 9.3 值≤0 的猪肉共有 6 种，这些猪肉每 100kcal 的鼓励性营养成分含量均低于限制性营养成分，营养价值不高，尤其是猪肥肉，在日常生活中应控制摄入量，保持能量平衡，才能预防肥胖发生。

表 4-6　19 种生鲜猪肉的营养价值

猪肉	NR9（100kcal）	LIM3（100kcal）	NRF9.3（100kcal）
猪肥肉	0.05	0.25	−0.20
猪肉（后臀尖）	0.28	0.26	0.02
猪肉（后肘）	0.33	0.24	0.09
猪肉（肋条肉）	0.12	0.25	−0.13
猪肉（奶脯）［软五花、猪夹心］	0.17	0.27	−0.10
猪肉（奶面）［硬五花］	0.31	0.24	0.07
猪肉（前肘）	0.43	0.17	0.26
猪肉（瘦）	1.21	0.31	0.90
猪肉（腿）	0.75	0.27	0.48
猪肉（猪脖）	0.11	0.23	−0.12
猪肉（前臀尖、杜长大猪）	0.4	0.31	0.09
猪肉（前臀尖、良杂猪）	0.27	0.24	0.03
猪肉（后臀尖、杜长大猪）	0.85	0.21	0.64
猪肉（后臀尖、良杂猪）	0.71	0.25	0.46
猪肉（硬肋、杜长大猪）	0.13	0.25	−0.12
猪肉（硬肋、良杂猪）	0.15	0.31	−0.16
猪肉（通脊、杜长大猪）	0.93	0.43	0.50
猪肉（通脊、良杂猪）	0.88	0.26	0.62
猪肉（里脊）	0.87	0.23	0.64

数据来源：通过 NRF 9.3 模型的计算公式得出。

二、生鲜猪肉评分、阈值及评级 FOP 标签方案设计

根据 NRF 9.3 值，本书将采用总结指示体系营养素度量法的评分法、评级法与阈值法对 19 种生鲜猪肉设计 FOP 标签方案。

（一）生鲜猪肉的评分 FOP 标签方案

美国 NuVal 评分标签是唯一采用评分法的总结指示体系 FOP 标签。为了将 19 种猪肉的 NRF 9.3 值转化为类似 NuVal 评分标签的 1～100 评分，鉴于 19 种生鲜猪肉的 NRF 9.3 值（−0.20～0.90）为负数与非整数，以此为评分显示在 FOP 标签过于烦琐与不易理解。为了使

最低值（−0.20）转化为 1 且使所有数值取正整数值，本研究首先将全部 NRF 9.3 值均加上 1.2 转变为≥1 的数值，然后对每个数值扩大 10 倍。由表 4−7 可见，猪肉（瘦）获得最高评分（21），其次是猪肉（后臀尖、杜长大猪）、猪肉（里脊）、猪肉（通脊、良杂猪），而猪肥肉的评分最低（10）。

表 4−7　生鲜猪肉 FOP 标签展示的评分

猪肉	NRF 9.3 (100kcal)	评分
猪肉（瘦）	0.90	21
猪肉（里脊）	0.64	18
猪肉（后臀尖、杜长大猪）	0.64	18
猪肉（通脊、良杂猪）	0.62	18
猪肉（通脊、杜长大猪）	0.50	17
猪肉（腿）	0.48	17
猪肉（后臀尖、良杂猪）	0.46	17
猪肉（前肘）	0.26	15
猪肉（前臀尖、杜长大猪）	0.09	13
猪肉（后肘）	0.09	13
猪肉（奶面）［硬五花］	0.07	13
猪肉（前臀尖、良杂猪）	0.03	12
猪肉（后臀尖）	0.02	12
猪肉（奶脯）［软五花、猪夹心］	−0.10	11
猪肉（硬肋、杜长大猪）	−0.12	11
猪肉（猪脖）	−0.12	11
猪肉（肋条肉）	−0.13	11
猪肉（硬肋、良杂猪）	−0.16	10
猪肥肉	−0.20	10

（二）生鲜猪肉阈值的 FOP 标签方案

上述 19 种猪肉的 NRF 9.3 值为−0.20～0.90，其中，NRF 9.3 值＞0 与 NRF 9.3 值＜0 的猪肉分别有 13 种和 6 种。目前，采用阈值法评价生鲜农产品营养价值的 FOP 标签分别是瑞典 Keyhole 标签、美国心脏检查标志、新加坡较健康选择标志、荷兰选择标识，仅对符合评价标准的食物标示营养标签。据此，本研究对 NRF 9.3 值＞0 的猪肉标示阈值型总结指示体系的 FOP 标签，表明营养价值高的猪肉。从表 4-8 可知，猪肉（瘦）、猪肉（后臀尖、杜长大猪）等 13 种猪肉可显示 FOP 标签，其余 6 种 NRF 9.3 值＜0 的猪肉不显示 FOP 标签。

表 4-8　生鲜猪肉 FOP 标签的阈值表现形式

猪肉	NRF 9.3 值（100kcal）	阈值表现形式
猪肉（瘦）	0.90	显示
猪肉（后臀尖、杜长大猪）	0.64	显示
猪肉（里脊）	0.64	显示
猪肉（通脊、良杂猪）	0.62	显示
猪肉（通脊、杜长大猪）	0.50	显示
猪肉（腿）	0.48	显示
猪肉（后臀尖、良杂猪）	0.46	显示
猪肉（前肘）	0.26	显示
猪肉（后肘）	0.09	显示
猪肉（前臀尖、杜长大猪）	0.09	显示
猪肉（奶面）[硬五花]	0.07	显示
猪肉（前臀尖、良杂猪）	0.03	显示
猪肉（后臀尖）	0.02	显示
猪肉（奶脯）[软五花、猪夹心]	−0.10	不显示
猪肉（猪脖）	−0.12	不显示
猪肉（硬肋、杜长大猪）	−0.12	不显示
猪肉（肋条肉）	−0.13	不显示
猪肉（硬肋、良杂猪）	−0.16	不显示
猪肥肉	−0.20	不显示

（三）生鲜猪肉的评级 FOP 标签方案

指引星标签是唯一对生鲜农产品营养价值进行评级的 FOP 标签。参照指引星标签 0～3 颗星的分值范围（−41～11），将 NRF 9.3＜0 的猪肉列为 0 星级，并对 NRF 9.3 值 0.02～0.90 的猪肉，等距划分为

1 星级（0.02～0.31 的 NRF 9.3 值）、2 星级（0.32～0.61 的 NRF 9.3
值）和 3 星级（0.62～0.90 的 NRF 9.3 值）。见表 4－9，猪肉（瘦）、
猪肉（后臀尖、杜长大猪）以及猪肉（里脊）是 3 星评级的猪肉，而 2
星评级、1 星评级、0 星评级的猪肉分别有 4 种、6 种以及 6 种。

表 4－9 生鲜猪肉 FOP 标签展示的评级

猪肉	NRF 9.3 值（100kcal）	评级
猪肉（瘦）	0.90	3 星级
猪肉（后臀尖、杜长大猪）	0.64	3 星级
猪肉（里脊）	0.64	3 星级
猪肉（通脊、良杂猪）	0.62	2 星级
猪肉（通脊、杜长大猪）	0.50	2 星级
猪肉（腿）	0.48	2 星级
猪肉（后臀尖、良杂猪）	0.46	2 星级
猪肉（前肘）	0.26	1 星级
猪肉（后肘）	0.09	1 星级
猪肉（前臀尖、杜长大猪）	0.09	1 星级
猪肉（奶面）［硬五花］	0.07	1 星级
猪肉（前臀尖、良杂猪）	0.03	1 星级
猪肉（后臀尖）	0.02	1 星级
猪肉（奶脯）［软五花、猪夹心］	−0.10	0 星级
猪肉（猪脖）	−0.12	0 星级
猪肉（硬肋、杜长大猪）	−0.12	0 星级
猪肉（肋条肉）	−0.13	0 星级
猪肉（硬肋、良杂猪）	−0.16	0 星级
猪肥肉	−0.20	0 星级

三、不同生鲜猪肉 FOP 标签方案比较

通过比较，生鲜猪肉可标示的 3 种 FOP 标签方案在生鲜超市实施
过程中各有优劣。相比评分型和评级型 FOP 标签，阈值型 FOP 标签作
为单一符号标识，最方便消费者查找并做出购买决策。然而，均显示阈

值型 FOP 标签的不同生鲜猪肉，在营养价值方面不具可比性。评分型 FOP 标签弥补了不足，对每一种猪肉的营养价值进行量化，方便居民尤其是对营养价值要求高的人群进行比较。但是，该类型 FOP 标签弊端也较明显，一是展示的猪肉营养评分相差不大，增加了消费者比较的时间成本；二是供应商在每种猪肉加贴标识的成本较高。评级型 FOP 标签综合了阈值型和评级型 FOP 标签的优点，既能让消费者快速识别营养价值高的生鲜猪肉，又能按照评级开展有效的营养价值比较。因此，评级型 FOP 标签更具可行性。

四、本章小结

猪肉作为我国第一大消费肉类。为优化肉类消费结构，促进均衡营养，引导居民识别并选择营养价值高的生鲜猪肉，本章借鉴锁孔标签、心脏检查标志、较健康选择标志、指引星标签、选择标识、NuVal 评分标签的营养素度量法、评价猪肉的营养素、信息显示形式，构建 NRF 9.3 模型对我国常见的 19 种猪肉进行营养评价，并利用评分法、阈值法以及评级法设计 FOP 标签方案。结果发现，这些猪肉的 NRF 9.3 值为－0.20～0.90，其中，NRF 9.3 值＞0 与 NRF 9.3 值＜0 的猪肉分别有 13 种和 6 种。这些生鲜猪肉可应用阈值、评分、评级三类 FOP 标签方案，即对 NRF 9.3 值＞0 采用单一符号的 FOP 标签显示营养价值高的生鲜猪肉；将 NRF 9.3 值转化为 1～100 评分，评分越高，营养价值越高；对 NRF 9.3 值＜0、0.02～0.31、0.32～0.61、0.62～0.90 分别显示 0、1、2、3 星评级，星级越多，营养价值越高。总体看，评级型 FOP 标签综合了阈值和评分两大优点，既能对生鲜猪肉的营养价值进行排序，又能提高消费者的选购效率。因此，评级 FOP 标签适合用来显示生鲜猪肉的整体营养价值。

第五章　生鲜鸡蛋营养评价与 FOP 标签方案设计

本章节拟利用《中国食物成分表》仅有的 5 种鸡蛋营养数据，采用 NRF 9.3 模型对这些鸡蛋进行整体营养价值评价，并尝试基于 NRF 9.3 值设计相关 FOP 标签。

一、生鲜鸡蛋营养特性与评价

蛋类是各种优质蛋白质来源中价格相对低廉的常用食品。我国居民对蛋类的消费量整体呈增长态势。见表 5-1，2014—2018 年，蛋类消费量从 2.88×10^7 t 增长至 3.12×10^7 t，人均消费量从 18.7kg 增长到 19.82kg。鸡蛋是我国消费量第一大蛋类，近年来市场对鸡蛋的需求旺盛。据 FAO 统计（表 5-1），2014—2018 年，鸡蛋占蛋类消费量的比重虽然略有下降（从 85.07% 下降到 84.94%），但消费量整体保持增长，从 2.45×10^7 t 增长到 2.65×10^7 t，增长 8.16%。

表 5-1　我国鸡蛋、蛋类年消费量及其年人均消费量

时间	鸡蛋消费量（$\times 10^7$ t）	蛋类消费量（$\times 10^7$ t）	年人均蛋类消费量（kg）
2014	2.45	2.88	18.7
2015	2.58	3.04	19.41
2016	2.68	3.15	20.03
2017	2.62	3.08	19.68
2018	2.65	3.12	19.82

数据来源：鸡蛋消费量是以 FAOSTAT 数据库（www.fao.org/faostat）的鸡蛋产量＋鸡蛋进口量－鸡蛋出口量－鸡蛋库存量计算得到。蛋类消费量和人年均消费量以 FAOSTAT 数据库的新食物平衡表中蛋类年供应量和人年均供应量替代。

见表 5-2，国外 6 个 FOP 标签评价生鲜鸡蛋营养价值时纳入的营养成分既有饱和脂肪酸、胆固醇、钠 3 种限制性营养成分，又有蛋白质、不饱和脂肪酸、维生素 D、维生素 A、维生素 B3、维生素 E、维生素 B12、维生素 B6、铁、钾、钙、锌、镁 13 种鼓励性营养成分。《中国食物成分表》（标准版第 6 版第 2 册）缺乏维生素 D、维生素 B6、维生素 B12 数据，且《预包装食品营养标签通则》（GB 28050—2011）缺乏不饱和脂肪酸的 NRV% 值，鉴于 NRF 9.3 模型仅要列入 9 种鼓励性营养成分，故本书构建的 NRF 9.3 模型纳入了除不饱和脂肪酸、维生素 D、维生素 B6、维生素 B12 外的鼓励性营养成分以及所有限制性营养成分。《中国食物成分表》（第 6 版第 2 册）根据蛋壳颜色（白色、红色）、鸡的品种（藏香鸡、乌鸡）以及饲养模式（土鸡），共收录了 5 种生鲜鸡蛋的营养数据。需要说明的是，蛋壳呈现不同的颜色，如白色、红色、褐色是因母鸡的色素分泌不同造成；在鸡品种方面，藏香鸡是青藏高原特有的地方品种，而乌鸡又称乌骨鸡，其喙、眼、脚、皮肤、肌肉、骨头以及大部分内脏呈乌黑色；饲养模式方面，土鸡是指采用散放方式饲养的鸡，自由走动与自主觅食，所产的蛋为土鸡蛋，又称柴鸡蛋，也就是市面上常见的散养柴鸡蛋。见表 5-3，受调查的鸡蛋为生鸡蛋，采用去壳混合打匀方式处理样本，营养数据的可信度高。

表 5-2　构建的 NRF 9.3 模型所纳入的营养成分

名称	6 个 FOP 标签的营养评价指标	NRF 9.3 模型纳入的营养成分
限制性营养成分	饱和脂肪酸、胆固醇、钠	饱和脂肪酸、胆固醇、钠
鼓励性营养成分	蛋白质、不饱和脂肪酸、维生素 D、维生素 A、维生素 B3、维生素 E、维生素 B12、维生素 B6、铁、钾、钙、锌、镁	蛋白质、维生素 A、维生素 B3、维生素 E、铁、钙、钾、锌、镁

表 5 - 3　部分生鲜鸡蛋样品描述

食物编码	鸡蛋	食物描述	样本处理	采样日期	采样地点	产地
111109	鸡蛋（红皮）	生	去壳，十余个混合打匀	2002.7	原北京市宣武区永安路菜市场	—
111110	鸡蛋（藏鸡蛋）	生	去壳，十余个混合打匀	—	送检	西藏
111111	鸡蛋（乌鸡蛋、绿皮）	生，帅尔牌	去壳，十余个混合打匀	2001.4	送检	黑龙江

数据来源：《中国食物成分表》（第 6 版第 2 册）。

　　生鲜鸡蛋可食部分的能量、限制性营养成分以及鼓励性营养成分含量如表 5 - 4 所示。生鲜鸡蛋的能量相差不大，在蛋壳颜色、鸡的品种、饲养模式方面不具显著性。鸡蛋是高胆固醇食物，鸡蛋（土鸡）由于蛋黄较大，胆固醇含量超过 1 000mg/100g，是规模养鸡场鸡蛋的 2 倍，市面上的土鸡蛋价格一般是普通鸡蛋的 2 倍，但从单个鸡蛋（45g）胆固醇含量（529.83mg）超过每日最高推荐摄入量来看，土鸡蛋的性价比确实不高。鸡蛋的饱和脂肪酸含量不足 10％，日常摄入不容易引发肥胖。蛋白质是鸡蛋里含量最高的营养素，作为最优质的蛋白来源之一，鸡蛋含有人体所有必需的 8 种氨基酸，并与人体蛋白的组成极为近似，人体对鸡蛋蛋白质的吸收率可高达 98％。5 种鸡蛋的蛋白质含量均高于 10g/100g，其中，鸡蛋（土鸡）的含量最高，超过 12g/100g，为高蛋白质食物（见表 5 - 5）。矿物质方面，所有鸡蛋的钠含量低，按照低钠（≤120mg/100g）规定，鸡蛋（白皮）、鸡蛋（红皮）、鸡蛋（藏鸡蛋）、鸡蛋（乌鸡蛋、绿皮）都属于低钠健康食品。维生素方面，所有鸡蛋的维生素 A 都在 200μg 以上，其中，鸡蛋（白皮）是富含维生素 A 的鸡蛋（≥240μg/100g）。鸡蛋所含的维生素 A 集中在蛋黄，虽然蛋黄胆固醇高，但只吃蛋白不吃蛋黄的饮食方式并不适用于全部人群，非"三高"患病人群应摄入一定量的蛋黄，可补充维生素 A，促进生长，维持骨骼、上皮组织、视力和黏膜上皮正常分泌。

表5-4　5种生鲜鸡蛋可食部分的能量与主要营养成分含量

食物编码	可食部比例 (%)	能量 (kcal/ 100g)	限制性营养成分			蛋白质 (g/100g)	铁 (mg/ 100g)	鼓励性营养成分						
			胆固醇 (mg/ 100g)	饱和脂肪酸 (g/100g)	钠 (mg/ 100g)			钙 (mg/ 100g)	钾 (mg/ 100g)	锌 (mg/ 100g)	镁 (mg/ 100g)	维生素 A (µg/ 100g)	维生素 B3 (mg/ 100g)	维生素 E (mg/ 100g)
鸡蛋 (白皮) 111102	87	120.1	509	2.3	82.4	11.05	1.74	41.76	85.26	0.87	12.18	269.7	0.17	1.07
鸡蛋 (土鸡) 111104	88	121.4	1 177.4	3.7	153.1	12.67	1.5	66.88	214.72	1.13	4.4	175.12	0.18	1.2
鸡蛋 (红皮) 111109	87	124.4	563.8	5.9	109.4	10.61	0.87	38.28	105.27	0.33	9.57	221.85	0.17	0.73
鸡蛋 (藏鸡蛋) 111110	86	139.3	557.3	4	102.5	10.84	2.41	49.02	62.78	1.31	11.18	219.3	0.17	1.32
鸡蛋 (乌鸡蛋、绿皮) 111111	88	149.6	570.2	2.8	93.9	11.09	3.34	36.96	452.32	1.8	9.68	224.4	0.05	3.28

数据来源:《中国食物成分表》(第6版第2册)。维生素 E 的数值 (乌鸡蛋、绿皮) 采用总值表示;鸡蛋可食部分能量与主要营养素含量=可食部比例×鸡蛋能量与主要营养素含量。影响整体营养价值评价、维生素 A 数据,采用鸡蛋 (代表值) 主要营养素含量;鸡蛋 (红皮)、鸡蛋 (土鸡)、鸡蛋 (藏鸡蛋) 缺乏烟酸数据,采用数值替代:鸡蛋 (红皮)、鸡蛋 (藏鸡蛋) 缺乏胆固醇、缺乏饱和脂肪酸数据,采用鸡蛋 (代表值) 数值替代;鸡蛋 (乌鸡蛋、绿皮) 缺乏蛋白质 (代表值) 数值替代;鸡蛋 (代表值) 数值替代。

表 5 - 5 具有营养特性的生鲜鸡蛋品种

营养特性	含量	品种
高蛋白鸡蛋	每 100g 的含量≥12g	鸡蛋（土鸡）
低钠鸡蛋	钠含量≤120mg/100g	鸡蛋（白皮）、鸡蛋（红皮）、鸡蛋（藏鸡蛋）、鸡蛋（乌鸡蛋、绿皮）
富含维生素 A 鸡蛋	维生素 A 含量≥240μg/100g	鸡蛋（白皮）

通过 NRF 9.3 模型计算，从 NR9 值看出，5 种鸡蛋每 100kal 的鼓励性营养成分含量相差较小，但都小于 1，这个数值因为《中国食物成分表》缺乏卵磷脂、不饱和脂肪酸等鼓励性营养成分数据而偏小。从 LIM3 值比较发现，鸡蛋（土鸡）的限制性营养成分含量几乎是其他鸡蛋的 2 倍，主要是胆固醇含量过高的影响。出乎意料的是，从整体营养价值来看，5 种鸡蛋的 NRF 9.3 值均小于 0，限制性营养成分含量均低于鼓励性营养成分含量，摄入越多，对人体健康的危害越大，证明了我们日常听说的"鸡蛋多吃没害""多吃鸡蛋补蛋白、补钙"等说法片面不科学。鸡蛋虽然营养丰富，既高蛋白又富含维生素 A，但胆固醇含量过高，受调查的 5 种鸡蛋，只要摄入 100g 鸡蛋，可食部分的胆固醇含量就至少超过每日最高推荐摄入量（300g/d）的 285g。一般情况下，每个鸡蛋平均 45g，按可食部分 87％计算，按照鸡蛋（白皮）（在 5 种鸡蛋中胆固醇含量最低，每 100g 鸡蛋含有 509mg）的胆固醇含量计算，如果每天吃 1 个，则胆固醇摄入量为 262.96g，接近每日最高推荐摄入量。因此，日常生活中我们应控制鸡蛋摄入量，每日最多 1 个鸡蛋，尤其是患有冠心病、高血压、高血脂、高胆固醇的人群，不宜多吃蛋。

表 5 - 6 5 种生鲜鸡蛋的营养价值

鸡蛋	NR9 (100kcal)	LIM3 (100kcal)	NRF 9.3 (100kcal)
鸡蛋（白皮）	0.77	1.55	−0.78
鸡蛋（土鸡）	0.75	3.45	−2.70
鸡蛋（红皮）	0.59	1.79	−1.20

（续）

鸡蛋	NR9 （100kcal）	LIM3 （100kcal）	NRF 9.3 （100kcal）
鸡蛋（藏鸡蛋）	0.67	1.51	−0.84
鸡蛋（乌鸡蛋、绿皮）	0.90	1.40	−0.49

二、生鲜鸡蛋 FOP 标签方案设计

受调查 5 种鸡蛋的 NRF 9.3 值<0，不适合采用阈值（仅对 NRF 9.3 值>0 的食物加贴图标）与评级（仅对 NRF 9.3 值>0 的食物进行 1～3 颗星评级）方案，故本书采用总结指示体系营养素度量法的评分法对 5 种生鲜鸡蛋设计 FOP 标签。为了将 5 种生鲜鸡蛋的 NRF 9.3 值转化为类似 NuVal 评分标签的 1～100 评分，且吻合 NRF 9.3 模型对生鲜鸡蛋的营养价值判断，本书首先将 NRF 9.3 值均加上 3.7 转变为≥1 的数值，然后对每个数值扩大 10 倍。由表 5-7 可见，鸡蛋（乌鸡蛋、绿皮）获得最高评分（32），其次是鸡蛋（白皮）、鸡蛋（藏鸡蛋）、鸡蛋（红皮），而鸡蛋（土鸡）的评分最低（10）。评分法是显示生鲜鸡蛋整体营养价值的合适方法，既能让消费者在多种鸡蛋中选择整体营养价值偏高的产品，减少胆固醇、饱和脂肪的摄入量，又能让消费者不因鸡蛋的 NRF9.3 值<0 而放弃鸡蛋消费。

表 5-7　生鲜鸡蛋 FOP 标签展示的评分

鸡蛋	NRF 9.3 （100kcal）	评分
鸡蛋（乌鸡蛋、绿皮）	−0.49	32
鸡蛋（白皮）	−0.78	29
鸡蛋（藏鸡蛋）	−0.84	29
鸡蛋（红皮）	−1.2	25
鸡蛋（土鸡）	−2.7	10

三、本章小结

鸡蛋是我国居民常吃的动物类食物，也被称为经济又营养的食物。

为研判不同蛋壳颜色、鸡群品种以及饲养模式鸡蛋的整体营养价值，本书结合国际经验和《中国食物成分表》数据，采用 NRF 9.3 模型纳入鸡蛋（白皮）、鸡蛋（乌鸡蛋、绿皮）、鸡蛋（藏鸡蛋）、鸡蛋（红皮）、鸡蛋（土鸡）的饱和脂肪酸、胆固醇、钠 3 种限制性营养成分以及蛋白质、维生素 A、维生素 B3、维生素 E、铁、钙、钾、锌、镁 9 种鼓励性营养成分开展营养评价发现，受调查 5 种鸡蛋的 NRF 9.3 值均＜0，每 100kcal 所含的限制性营养成分含量均超过鼓励性营养成分，虽然鸡蛋富含蛋白质、维生素 A、卵磷脂且低钠，但由于胆固醇含量过高，每日应严格控制摄入量，尤其是"三高"人群。由于 NRF 9.3 值＜0，5 种生鲜鸡蛋只适合采用评分型 FOP 标签方案显示营养价值，这种方案既能帮助消费者比较并选择整体营养价值偏高的鸡蛋，又能消除消费者因鸡蛋 NRF 9.3 值＜0 而放弃消费的顾虑。

第六章 鲜牛奶营养评价与FOP标签方案设计

本章根据《中国食物成分表》的 6 种鲜牛奶（液态乳）主要营养成分，基于 NRF 9.3 模型评价鲜牛奶的整体营养价值，并从评分、评级设计两种鲜牛奶 FOP 标签方案。

一、鲜牛奶营养特性与评价

牛奶是当今消费者日常生活中较受欢迎的天然乳制品。虽然我国牛奶消费总量和人均消费量略微下降，但总体保持在 3.6×10^7 t 与 22.54kg/人以上（表 6-1）。

表 6-1 我国牛奶年供应量与年人均消费量

时间	牛奶消费量（$\times 10^7$ t）	年人均牛奶消费量（kg）
2015	3.7	23.5
2016	3.62	22.85
2017	3.58	22.54
2018	3.63	23.13

数据来源：牛奶消费量和年人均消费量以 FAOSTAT 数据库（www.fao.org/faostat）的新食物平衡表中牛奶年供应量和人年均供应量替代。

由表 6-2 可知，国外 6 个 FOP 标签评价鲜牛奶营养价值时纳入的营养成分既有饱和脂肪酸、反式脂肪酸、胆固醇、钠 4 种限制性营养成分，又有蛋白质、不饱和脂肪酸、维生素 A、维生素 B2、维生素 B6、维生素 B12、维生素 D、维生素 E、钾、钙、镁、铁、锌 13 种鼓励性营养成分。《中国食物成分表》（标准版第 6 版第 2 册）缺乏维生素 B6、维生素 B12、维生素 D 数据，且《预包装食品营养标签通则》（GB 28050—2011）缺乏不饱和脂肪酸的 NRV％值，所以，本书构建的 NRF 9.3 模型纳入了除不饱和脂肪酸、维生素 D、维生素 B6、维生素 B12 外的鼓励性营养成分以及除反式脂肪酸外的限制性营养成分。此外，《中国食物成分表》（第 6 版第 2 册）收录了 6 种鲜牛奶营养数据，这些鲜牛奶均为全脂奶，来自光明①、辉山鲜博士②、完达山③、现代牧场④、新希望千岛湖牧场⑤、一鸣⑥6 种品牌。见表 6-3，6 种鲜牛奶均为生牛乳，属于生鲜农产品范畴，统一采用数盒混合均匀的样本处理方式，确保了营养数据的可信度。

表 6-2　构建的 NRF 9.3 模型所纳入的营养成分

名称	6 个 FOP 标签的营养评价指标	NRF 9.3 模型纳入的营养成分
限制性营养成分	饱和脂肪酸、反式脂肪酸、胆固醇、钠	饱和脂肪酸、胆固醇、钠
鼓励性营养成分	蛋白质、不饱和脂肪酸、维生素 A、维生素 B2、维生素 B6、维生素 B12、维生素 D、维生素 E、钾、钙、镁、铁、锌	蛋白质、维生素 A、维生素 B2、维生素 E、钾、钙、镁、铁、锌

表 6-3　鲜牛奶样品描述

食物编码	鲜牛奶	食物描述	样本处理	采样日期	采样地点	产地
101187	鲜牛奶（全脂，光明鲜牛奶）	生牛乳	数盒混合均匀	2015.11	浙江	浙江

---

① 光明鲜牛奶是产自光明乳业股份有限公司的一款低温奶。
② 辉山鲜博士是一款低温奶，奶源是来自辉山乳业自营牧场的优质生鲜牛乳。
③ 完达山鲜牛奶是产自完达山乳业股份有限公司的一款低温奶。
④ 现代牧场低温牛奶由蒙牛乳业集团生产，采用欧盟标准高优质牧场奶源。
⑤ 新希望千岛湖牧场鲜牛奶精选千岛湖生态牧场，富含优质乳蛋白的奶源。
⑥ 一鸣鲜牛奶是由浙江一鸣食品股份有限公司生产的一款低温奶。

（续）

食物编码	鲜牛奶	食物描述	样本处理	采样日期	采样地点	产地
101188	鲜牛奶（全脂，辉山鲜博士鲜牛奶）	生牛乳	数盒混合均匀	2015.11	黑龙江	辽宁
101189	鲜牛奶（全脂，完达山鲜牛乳）	生牛乳	数盒混合均匀	2015.11	黑龙江	黑龙江
101191	鲜牛奶（全脂，现代牧场鲜牛奶）	生牛乳	数盒混合均匀	2015.11	浙江	安徽
101192	鲜牛奶（全脂，新希望千岛湖牧场鲜牛奶）	生牛乳	数盒混合均匀	2015.11	浙江	浙江
101193	鲜牛奶（全脂，一鸣鲜牛奶）	生牛乳	数盒混合均匀	2015.11	浙江	浙江

数据来源：《中国食物成分表》（第 6 版第 2 册）。

6 种鲜牛奶每 100g 能量及营养成分的含量如表 6-4 所示，其中，6 种鲜牛奶每 100kcal 的能量、胆固醇、饱和脂肪酸、维生素 B2、蛋白质、铁、锌、镁、维生素 E 的含量相差不大，但在钠、钙、钾等矿物质的含量有所不同，鲜牛奶（全脂，辉山鲜博士鲜牛奶）、鲜牛奶（全脂，完达山鲜牛乳）的钠含量较高，比其他 3 种高 80mg，但钙含量却高 20mg。钾含量方面，鲜牛奶（全脂，新希望千岛湖牧场鲜牛奶）最高比含量最低的鲜牛奶（全脂，现代牧场鲜牛奶）高约 45mg。6 种鲜牛奶具有鲜明的营养特性，按照附录表 2 的能量和营养成分含量声称的要求和条件，见表 6-5，鲜牛奶（全脂，光明鲜牛奶）、鲜牛奶（全脂，现代牧场鲜牛奶）、鲜牛奶（全脂，新希望千岛湖牧场鲜牛奶）、鲜牛奶（全脂，一鸣鲜牛奶）均为低钠牛奶；鲜牛奶（全脂，辉山鲜博士鲜牛奶）、鲜牛奶（全脂，完达山鲜牛乳）为高钙牛奶。

表 6-4 6 种鲜牛奶的能量与主要营养素含量

鲜牛奶	食物编码	可食部(%)	限制性营养成分				鼓励性营养成分								
			能量(kcal)	胆固醇(mg)	饱和脂肪酸(g)	钠(mg)	维生素B₂(mg)	蛋白质(g)	铁(mg)	钙(mg)	钾(mg)	锌(mg)	维生素A(μg)	镁(mg)	维生素E(mg)
鲜牛奶（全脂，光明鲜牛奶）	101187	100	63	17	1.9	106.4	0.11	3.4	0.2	114	136	0.2	105	10	0.07
鲜牛奶（全脂，鲜山鲜博士鲜牛奶）	101188	100	70	31	2.6	190.1	0.14	3.6	0.3	139	133	0.25	105	16	0.14
鲜牛奶（全脂，完达山鲜牛乳）	101189	100	66	29	2.6	192.4	0.13	3.6	0.9	136	134	0.26	68	16	0.12
鲜牛奶（全脂，现代牧场鲜牛奶）	101191	100	64	20	1.9	108.7	0.12	3.4	0.2	114	106	0.21	82	10	0.07
鲜牛奶（全脂，新希望千岛湖牧场鲜牛奶）	101192	100	76	21	2.5	108.2	0.13	3.6	0.2	115	151	0.2	71	10	0.07
鲜牛奶（全脂，一鸣鲜牛奶）	101193	100	66	23	2	101.3	0.13	3.5	0.3	114	129	0.19	48	10	0.07

数据来源：《中国食物成分表》（第 6 版第 2 册）。

注：维生素 E 的数值采用总值表示；鲜牛奶（全脂，西域春牌全脂巴氏杀菌乳）缺乏饱和脂肪酸数值，以鲜牛奶（代表值、全脂）进行替代。

表 6-5 具有营养特性的鲜牛奶品种

营养特性	含量	品种
低钠牛奶	钠含量≤120mg/100mL	鲜牛奶（全脂，光明鲜牛奶）、鲜牛奶（全脂，现代牧场鲜牛奶）、鲜牛奶（全脂，新希望千岛湖牧场鲜牛奶）、鲜牛奶（全脂，一鸣鲜牛奶）
高钙牛奶	钙含量≥120mg/100mL	鲜牛奶（全脂，辉山鲜博士鲜牛奶）、鲜牛奶（全脂，完达山鲜牛乳）

见表 6-6，在 6 种鲜牛奶中，鲜牛奶（全脂，辉山鲜博士鲜牛奶）、鲜牛奶（全脂，完达山鲜牛乳）由于胆固醇、饱和脂肪酸以及钠的含量较高，限制性营养成分数（LIM3）值略高于其他 4 种牛奶，但也因为蛋白质、铁、钙、钾、锌、镁、维生素 E 的含量偏高，推荐性营养成分分值（NR9）略高。6 种鲜牛奶的 NRF 9.3 值均＞0，每 100kcal 的鼓励性营养成分含量高于限制性营养成分，整体营价值较高，普通人群（乳糖不耐症人群、牛奶蛋白过敏者、缺铁性贫血患者等除外）在日常生活中可适当增加摄入量。而且，6 种鲜牛奶的 NRF 9.3 值相差很小，即使是高钙鲜牛奶，其整体营养价值与普通牛奶比较相近，因此，在选购鲜牛奶的时候，要综合考虑牛奶营养价值，不能单纯依靠营养声称做出选购决策。

表 6-6 6 种鲜牛奶的营养价值

鲜牛奶	LIM3（100kcal）	NR9（100kcal）	NRF 9.3（100kcal）
鲜牛奶（全脂，光明鲜牛奶）	0.33	0.86	0.54
鲜牛奶（全脂，辉山鲜博士鲜牛奶）	0.47	0.9	0.43
鲜牛奶（全脂，完达山鲜牛乳）	0.49	0.93	0.44
鲜牛奶（全脂，现代牧场鲜牛奶）	0.34	0.79	0.45
鲜牛奶（全脂，新希望千岛湖牧场鲜牛奶）	0.33	0.69	0.36
鲜牛奶（全脂，一鸣鲜牛奶）	0.34	0.74	0.4

二、鲜牛奶评分与评级 FOP 标签方案设计

上述 6 种鲜牛奶的 NRF 9.3 值均大于 0，缺乏 NRF 9.3 值<0 的参照对象，故本书不参考阈值总结指示体系设计 FOP 标签方案，仅根据 NuVal 评分标签与指引星标签分别对鲜牛奶进行 FOP 标签方案设计。

（一）鲜牛奶评分 FOP 标签方案设计

5 种鲜牛奶的 NRF 9.3 值为 0.36～0.54，为形成类似于 NuVal 评分标签的 1～100 数值，统一加上 0.64，然后扩大 10 倍。见表 6 - 7，鲜牛奶（全脂，光明鲜牛奶）的评分最高（12），鲜牛奶（全脂，新希望千岛湖牧场鲜牛奶）和鲜牛奶（全脂，一鸣鲜牛奶）的评分最低（10），其余 3 种牛奶的评分都为 11。

表 6 - 7 鲜牛奶 FOP 标签展示的评分

鲜牛奶	NRF 9.3（100kcal）	评分
鲜牛奶（全脂，光明鲜牛奶）	0.54	12
鲜牛奶（全脂，现代牧场鲜牛奶）	0.45	11
鲜牛奶（全脂，完达山鲜牛乳）	0.44	11
鲜牛奶（全脂，辉山鲜博士鲜牛奶）	0.43	11
鲜牛奶（全脂，一鸣鲜牛奶）	0.40	10
鲜牛奶（全脂，新希望千岛湖牧场鲜牛奶）	0.36	10

（二）鲜牛奶评级 FOP 标签方案设计

通过参考指引星标签的星级评价（0～3 星级），将 0.36～0.54 的 NRF 9.3 值均等划分为 0～0.18、0.19～0.37、0.38 以上 3 个区间，分别显示 1 星级、2 星级以及 3 星级。见表 6 - 8，除了鲜牛奶（全脂，新希望千岛湖牧场鲜牛奶）为 2 星评级外，其他 5 种牛奶均为 3 星评级。

表 6 - 8 鲜牛奶 FOP 标签展示的评级

鲜牛奶	NRF 9.3（100kcal）	评级
鲜牛奶（全脂，光明鲜牛奶）	0.54	3 星级
鲜牛奶（全脂，现代牧场鲜牛奶）	0.45	3 星级

（续）

鲜牛奶	NRF 9.3（100kcal）	评级
鲜牛奶（全脂，完达山鲜牛乳）	0.44	3 星级
鲜牛奶（全脂，辉山鲜博士鲜牛奶）	0.43	3 星级
鲜牛奶（全脂，一鸣鲜牛奶）	0.40	3 星级
鲜牛奶（全脂，新希望千岛湖牧场鲜牛奶）	0.36	2 星级

三、不同鲜牛奶 FOP 标签方案的比较

6 种鲜牛奶可以显示评分与评级两种 FOP 标签方案。虽然评分 FOP 标签能量化营养价值，但整体上只有 3 个评分（10、11 以及 12），且评分均比较接近，反观评级 FOP 标签，6 种鲜牛奶只划分了 2 种等级，其中有 5 种为 3 星评级，仅有 1 种为 2 星评级，区分度更不明显。所以，为最大化地体现不同产品的营养价值，我国的鲜牛奶比较适合采用评分型 FOP 标签方案。

四、本章小结

鲜牛奶是居民日常生活中饮用最多的乳制品。本章基于《中国食物成分表》的鲜牛奶（全脂，光明鲜牛奶）、鲜牛奶（全脂，现代牧场鲜牛奶）、鲜牛奶（全脂，完达山鲜牛乳）、鲜牛奶（全脂，辉山鲜博士鲜牛奶）、鲜牛奶（全脂，一鸣鲜牛奶）、鲜牛奶（全脂，新希望千岛湖牧场鲜牛奶）的饱和脂肪酸、胆固醇、钠 3 种限制性营养成分以及蛋白质、维生素 A、维生素 B2、维生素 E、钾、钙、镁、铁、锌 9 种鼓励性营养成分，基于 NRF 9.3 模型开展营养评价并设计 FOP 标签方案发现，6 种鲜牛奶的 NRF 9.3 值均大于 0，每 100kcal 的鼓励性营养成分含量均高于限制性营养成分含量，但 NRF 9.3 值范围为 0.36～0.54，可见牛奶间的营养价值差别不大。虽然 6 种鲜牛奶适用于评分、评级 FOP 标签方案，但这些鲜牛奶仅能以 2～3 星级展示，不及评分的区分度高，因此，这些鲜牛奶更适合采用评分型方案。

第七章　鲜活淡水鱼营养评价与 FOP 标签方案设计

本章节利用《中国食物成分表》的 12 种鲜活淡水鱼营养数据，基于国外 FOP 标签纳入的营养成分与 NRF 9.3 模型评价淡水鱼的整体营养价值，然后探索 FOP 标签展示的评分与评级，并提出合适的方案。

一、鲜活淡水鱼营养特性与评价

我国是鱼类消费大国，居民对鱼类的需求量逐年增加。据 FAO 统计（表 7-1），2014—2018 年，我国鱼类消费量从 5.83×10^7 t 增长到 6.49×10^7 t，年人均消费量从 35.81kg 增长到 37.96kg。整体上，鱼类分为淡水鱼和海水鱼，淡水鱼是指生活于盐度含量在 0.05% 以下水域的鱼类，普遍见于江、河、湖、泊，常见的淡水鱼是鲤鱼、鲫鱼、鲢鱼、鳝鱼、鳜鱼、青鱼、草鱼。近年来，我国淡水鱼的消费量整体上升，消费总量从 2.42×10^7 t 增长至 2.63×10^7 t，年人均消费量从 16.77kg 增长到 17.74kg。随着市场对海水鱼的需求增加，淡水鱼在鱼类总消费量的比重均略有下降，占总消费量的比重从 41.51% 下降到 40.52%，占人均消费量比重从 46.83% 下降至 46.73%。

表 7-1　我国淡水鱼消费量与年人均消费量

时间	淡水鱼消费量（$\times 10^7$t）	鱼类消费量（$\times 10^7$t）	比重（%）	年人均淡水鱼消费量（kg）	年人均鱼类消费量（kg）	比重（%）
2014	2.42	5.83	41.51	16.77	35.81	46.83

（续）

时间	淡水鱼消费量（×10⁷t）	鱼类消费量（×10⁷t）	比重（%）	年人均淡水鱼消费量（kg）	年人均鱼类消费量（kg）	比重（%）
2015	2.53	6.07	41.68	17.27	37.39	46.19
2016	2.61	6.19	42.16	17.79	37.92	46.91
2017	2.63	6.49	40.52	17.83	38.14	46.75
2018	2.63	6.49	40.52	17.74	37.96	46.73

数据来源：淡水鱼和鱼类消费量和年人均消费量以 FAOSTAT 数据库（www.fao.org/faostat）新食物平衡表中淡水鱼和鱼类年供应量和人年均供应量替代。

由表 7-2 可知，国外 6 个 FOP 标签以饱和脂肪酸、胆固醇、钠 3 个限制性营养成分以及蛋白质、不饱和脂肪酸、维生素 A、维生素 B3、维生素 B6、维生素 B12、维生素 D、维生素 E、钾、钙、镁、铁、锌 13 个鼓励性营养成分评价鲜活淡水鱼。《中国食物成分表》（标准版第 6 版第 2 册）缺乏维生素 B6、维生素 B12、维生素 D 数据，且《预包装食品营养标签通则》（GB 28050—2011）缺乏不饱和脂肪酸的 NRV%值，本书构建的 NRF 9.3 模型纳入了除不饱和脂肪酸、维生素 B12、维生素 B6、维生素 D 外的鼓励性营养成分以及 3 种限制性营养成分。

表 7-2 构建的 NRF 9.3 模型所纳入的营养成分

名称	6 个 FOP 标签的营养评价指标	NRF 9.3 模型纳入的营养成分
限制性营养成分	饱和脂肪酸、胆固醇、钠	饱和脂肪酸、胆固醇、钠
鼓励性营养成分	蛋白质、不饱和脂肪酸、维生素 A、维生素 B3、维生素 B6、维生素 B12、维生素 D、维生素 E、钾、钙、镁、铁、锌	蛋白质、维生素 A、维生素 B3、维生素 E、铁、钙、钾、镁、锌

本书研究的草鱼[1]、鲢鱼[2]、鲫鱼[3]、丁桂鱼[4]、花骨鱼[5]、黄颡鱼[6]、回头鱼[7]、鮰鱼[8]、班鳠[9]、钳鱼[10]、鲟鱼[11]、雅鱼[12]营养数据来自《中国食物成分表》（第 6 版第 2 册），见表 7 - 3，这 12 种淡水鱼鲜活，且通过科学的处理方法获得营养数据。

表 7 - 3　鲜活淡水鱼样品描述

鲜活淡水鱼	食物编码	食物描述	样品处理	采用日期	采用地点
草鱼［白鲩、草包鱼］	121131	鲜	鲜活鱼去鳞、鳍、头、刺和内脏，数条鱼肉打匀	2002.7	原北京市宣武区永安路菜市场
鲢鱼［白鲢、胖子、连子鱼］	121132	鲜	鲜活鱼去鳞、鳍、头、刺和内脏，数条鱼肉打匀	2002.7	原北京市宣武区永安路菜市场
鲫鱼［喜头鱼、海附鱼］	121133	鲜	鲜活鱼去鳞、鳍、头、刺和内脏，数条鱼肉打匀	2002.7	原北京市宣武区永安路菜市场
丁桂鱼	121134	鲜	去刺，带皮，样品混合匀样	2014.11	成都
花骨鱼	121136	鲜	去刺，带皮，样品混合匀样	2014.11	成都

[1]　草鱼是典型的草食性鱼类，是我国淡水养殖的四大家鱼之一。
[2]　鲢鱼又叫白鲢、水鲢、跳鲢、鲢子，属于鲤形目，鲤科，是著名的四大家鱼之一。
[3]　鲫鱼主要是以植物为食的杂食性鱼，为我国重要食用鱼类之一。
[4]　丁桂鱼又称丁鱥、须鱼岁，通常生活在水流缓慢的淡水中，特别是湖泊和河流下游。
[5]　花骨鱼又称花鱼鲐，主要分布于长江流域的江河、湖泊、水库中。
[6]　黄颡鱼是鲿科，属于一种常见的淡水鱼。
[7]　回头鱼是指洞庭湖一带野生的鱼，又名长江回鱼、江团。
[8]　鮰鱼又称长吻鮠，分布于中国东部的辽河、淮河、长江、闽江至珠江等水系及朝鲜西部，以长江水系为主。
[9]　斑鳠是鲿科鳠属的一个物种，也叫作鲴鱼、芝麻鲴、白须鲴，栖息于江河的底层，以小型水生动物为食。
[10]　鲟鱼是指鲟形目的鱼类，主要分布于中国长江干流金沙江以下至入海河口。
[11]　钳鱼，是主要的鲶鱼品种，原产于美国与墨西哥。
[12]　雅鱼，雅安名特产之一，是中亚高原山区特有的品种，又称"丙穴鱼"。产于青衣江（雅安段）周公河。

（续）

鲜活淡水鱼	食物编码	食物描述	样品处理	采用日期	采用地点
黄颡鱼［戈牙鱼、黄鳍鱼］	121137	鲜	去刺，带皮，样品混合匀样	2014.11	武汉
回头鱼	121138	鲜	去刺，带皮，样品混合匀样	2014.11	岳阳/长沙
鮰鱼	121139	鲜	去刺，带皮，样品混合匀样	2014.11	恩施土家族苗族自治州
班鳢［剑骨鱼］	121140	鲜	去刺，带皮，样品混合匀样	2014.11	北海
钳鱼	121143	鲜	去刺，带皮，样品混合匀样	2014.11	眉山/凉山/成都
鲟鱼	121147	鲜	去刺，带皮，样品混合匀样	2014.11	绵阳/眉山/成都
雅鱼	121148	鲜	去刺，带皮，样品混合匀样	2014.11	雅安/成都

每 100g 鲜活淡水鱼的可食能量、3 种限制性营养成分以及 9 种鼓励性营养成分含量如表 7-4 所示。通过比对附录表 2 的《能量和营养成分含量声称的要求和条件》，12 种鲜活淡水鱼具有的营养特性为（表 7-5）：鲫鱼［喜头鱼、海附鱼］、鮰鱼是低胆固醇鲜活淡水鱼，食用有助于预防脑血管疾病风险。所有受调查鲜活淡水鱼的脂肪含量少，尤其是饱和脂肪酸含量低于 1.5g/100g，属于低饱和脂肪酸食物，膳食脂肪供能比低，而且有一半的淡水鱼含极低钠，钠含量少于 40mg。淡水鱼能提供优质蛋白质，是人类摄入蛋白质的良好来源，其中，丁桂鱼、花骨鱼、钳鱼、鲟鱼、雅鱼的蛋白质含量高，易被人体吸收，经常食用能增强人体抵抗力。淡水鱼肉含有丰富的矿物质，其中，黄颡鱼［戈牙鱼、黄鳍鱼］的铁含量（6.16mg）以及花骨鱼的钙含量（433.2mg）明显高于其他淡水鱼，是比较少有的富铁与高钙淡水鱼。

表 7 - 4　12 种新鲜淡水鱼可食部分的能量与主要营养成分含量

| 鲜活淡水鱼 | 食物编码 | 可食部(%) | 能量(kcal) | 限制性营养成分 | | | 维生素B3(mg) | 蛋白质(g) | 铁(mg) | 钙(mg) | 鼓励性营养成分 | | | | |
				胆固醇(mg)	饱和脂肪酸(g)	钠(mg)					钾(mg)	锌(mg)	维生素A(µg)	镁(mg)	维生素E(mg)
草鱼[白鲩、草包鱼]	121131	58	55.68	27.26	0.41	20.88	1.44	10.27	0.75	9.86	188.50	0.22	6.38	15.08	1.18
鲢鱼[白鲢、胖子、连子鱼]	121132	61	51.24	23.18	0.49	35.08	1.88	9.94	0.92	32.33	168.97	0.41	12.20	14.03	0.18
鳙鱼[喜头鱼、海鲋鱼]	121133	54	48.06	11.34	0.22	22.25	1.29	9.72	0.70	42.66	156.60	0.29	9.18	22.14	0.18
丁桂鱼	121134	62	97.34	53.94	0.62	77.13	1.74	18.41	1.74	50.22	183.52	0.95	6.82	13.02	1.26
花骨鱼	121136	57	88.35	50.73	0.57	41.72	1.60	14.71	0.34	433.20	185.25	1.22	6.27	17.10	1.16
黄颡鱼[戈牙鱼、黄鳍鱼]	121137	44	70.84	29.48	0.44	17.91	1.23	7.61	6.16	16.72	103.40	0.31	4.84	7.04	1.26
回头鱼	121138	61	65.27	20.74	0.61	20.56	1.71	8.85	0.37	28.67	106.75	0.31	6.71	12.20	0.12
鳊鱼	121139	64	91.52	5.12	0.64	42.05	1.79	9.47	0.32	20.48	184.32	0.36	7.04	16.00	0.04
班鳡[剑骨鱼]	121140	54	72.90	22.68	0.54	18.95	1.51	9.07	0.32	5.94	252.72	0.52	5.94	10.80	1.10
鲇鱼	121143	72	152.64	41.76	0.72	50.62	2.02	21.02	0.29	46.80	266.40	0.84	7.92	14.40	1.46

（续）

鲜活淡水鱼	食物编码	可食部(%)	能量(kcal)	限制性营养成分			维生素B3(mg)	蛋白质(g)	鼓励性营养成分						维生素E(mg)
				胆固醇(mg)	饱和脂肪酸(g)	钠(mg)			铁(mg)	钙(mg)	钾(mg)	锌(mg)	维生素A(μg)	镁(mg)	
鮰鱼	121147	69	69.00	31.74	0.69	115.78	1.93	16.15	0.90	21.39	210.45	0.88	7.59	13.11	1.40
雅鱼	121148	73	95.63	53.29	0.73	61.17	2.04	15.35	0.58	10.22	306.60	1.02	8.03	17.52	1.48

数据来源：《中国食物成分表》（第6版第2册）。

注：维生素E的数据采用总值表示；丁桂鱼、花骨鱼、黄颡鱼［戈牙鱼、黄鳍鱼］、回头鱼、鲷鱼、班鳠［剑骨鱼］、钳鱼、鲟鱼、雅鱼缺乏维生素E数据，统一采用草鱼（食物编码121102）的数据进行替代；丁桂鱼、花骨鱼、黄颡鱼［戈牙鱼、黄鳍鱼］缺乏维生素A数据，统一采用草鱼（食物编码121102）的数据进行替代；丁桂鱼、花骨鱼、黄颡鱼［戈牙鱼、黄鳍鱼］缺乏钙数据，统一采用草鱼（食物编码121102）的数据进行替代；丁桂鱼、花骨鱼、黄颡鱼、班鳠［剑骨鱼］、回头鱼、鲷鱼、班鳠［剑骨鱼］、钳鱼、鲟鱼、雅鱼缺乏饱和脂肪酸数据，统一采用草鱼（食物编码121102）的数据进行替代。

表 7-5　具有营养特性的鲜活淡水鱼品种

营养特性	含量	品种
低胆固醇淡水鱼	胆固醇含量 ≤20mg/100g	鲫鱼［喜头鱼、海附鱼］、鲴鱼
低饱和脂肪酸淡水鱼	低饱和脂肪酸含量 ≤1.5g/100g	草鱼［白鲩、草包鱼］、鲢鱼［白鲢、胖子、连子鱼］、鲫鱼［喜头鱼、海附鱼］、丁桂鱼、花骨鱼、黄颡鱼［戈牙鱼、黄鳍鱼］、回头鱼、鲴鱼、班鳠［剑骨鱼］、钳鱼、鲟鱼、雅鱼
极低钠淡水鱼	钠含量≤40mg/100g	草鱼［白鲩、草包鱼］、鲢鱼［白鲢、胖子、连子鱼］、鲫鱼［喜头鱼、海附鱼］、黄颡鱼［戈牙鱼、黄鳍鱼］、回头鱼、班鳠［剑骨鱼］
高蛋白淡水鱼	蛋白质含量≥12g/100g	丁桂鱼、花骨鱼、钳鱼、鲟鱼、雅鱼
富铁淡水鱼	铁含量≥4.5mg/100g	黄颡鱼［戈牙鱼、黄鳍鱼］
高钙淡水鱼	钙含量≥240mg/100g	花骨鱼

12 种淡水鱼的鼓励性营养成分数值为 0.56～1.41（表 7-6），每 100kcal 的鼓励性营养成分含量差别不大，同样，限制性营养成分数值为 0.08～0.29，也差别很小。整体上，所有鲜活淡水鱼的整体营养价值得分均大于 0，每 100kcal 的鼓励性营养成分含量高于限制性营养成分含量，虽然 NRF 9.3 值为 0.47～1.16，差距较小，但通过比较，花骨鱼的整体营养价值略高（NRF 9.3 值为 1.16），NRF 9.3 值最低的是钳鱼（0.47）。

表 7-6　12 种鲜活淡水鱼的营养价值

淡水鱼	NR9（100kcal）	LIM3（100kcal）	NRF 9.3（100kcal）
草鱼［白鲩、草包鱼］	1.06	0.22	0.84
鲢鱼［白鲢、胖子、连子鱼］	1.15	0.23	0.92
鲫鱼［喜头鱼、海附鱼］	1.14	0.12	1.02
丁桂鱼	0.93	0.26	0.68
花骨鱼	1.41	0.25	1.16
黄颡鱼［戈牙鱼、黄鳍鱼］	1.18	0.18	1.00

（续）

淡水鱼	NR9（100kcal）	LIM3（100kcal）	NRF 9.3（100kcal）
回头鱼	0.71	0.17	0.54
鮰鱼	0.56	0.08	0.48
班鳠［剑骨鱼］	0.78	0.15	0.63
钳鱼	0.61	0.13	0.47
鲟鱼	1.18	0.29	0.89
雅鱼	0.96	0.26	0.70

二、鲜活淡水鱼评分、评级 FOP 标签方案设计

鉴于 12 种淡水鱼的 NRF 9.3 值＞0，本书不采取阈值总结指示体系开展 FOP 标签方案设计，而选择采取评分、评级两种总结指示体系开展方案设计。具体如下：

（一）鲜活淡水鱼评分 FOP 标签方案

参考 NuVal 评分标签的 1～100 评分方案，本书基于 12 种鲜活淡水鱼的 NRF 9.3 值 0.47～1.16，首先对每个 NRF 9.3 值均加上 0.53，然后扩大 10 倍，见表 7-7，鲜活淡水鱼 FOP 标签方案展示的评分不多，仅有 7 个（10、11、12、14、15、16、17）但评分差距较小，评分最高的花骨鱼（17），仅比评分最低的钳鱼和鮰鱼（10）高 7 分。

表 7-7　鲜活淡水鱼 FOP 标签展示的评分

鲜活淡水鱼	NRF 9.3 值	评分
花骨鱼	1.16	17
鲫鱼［喜头鱼、海附鱼］	1.02	16
黄颡鱼［戈牙鱼、黄鳍鱼］	1.00	15
鲢鱼［白鲢、胖子、连子鱼］	0.92	15
鲟鱼	0.89	14
草鱼［白鲩、草包鱼］	0.84	14
雅鱼	0.70	12
丁桂鱼	0.68	12

（续）

鲜活淡水鱼	NRF 9.3 值	评分
班鱯［剑骨鱼］	0.63	12
回头鱼	0.54	11
鮰鱼	0.48	10
钳鱼	0.47	10

（二）鲜活淡水鱼评级 FOP 标签方案

为设计淡水鱼评级 FOP 标签方案，本书参考指引星标签的评级方法，根据淡水鱼的 NRF 9.3 值（0.47～1.16），将 0～0.49、0.5～0.99、1 及以上分别设为 1 星级、2 星级以及 3 星级。见表 7-8，显示 1 星级、2 星级以及 3 星级的鲜活淡水鱼分别有 2 种、7 种、3 种，其中，黄颡鱼［戈牙鱼、黄鳍鱼］、花骨鱼、鲫鱼［喜头鱼、海附鱼］为 3 星级，鲢鱼［白鲢、胖子、连子鱼］等淡水鱼为 2 星级，鮰鱼与钳鱼为 1 星级。

表 7-8　鲜活淡水鱼 FOP 标签展示的评级

鲜活淡水鱼	NRF 9.3 值	评级
花骨鱼	1.16	3 星级
鲫鱼［喜头鱼、海附鱼］	1.02	3 星级
黄颡鱼［戈牙鱼、黄鳍鱼］	1.00	3 星级
鲢鱼［白鲢、胖子、连子鱼］	0.92	2 星级
鲟鱼	0.89	2 星级
草鱼［白鲩、草包鱼］	0.84	2 星级
雅鱼	0.70	2 星级
丁桂鱼	0.68	2 星级
班鱯［剑骨鱼］	0.63	2 星级
回头鱼	0.54	2 星级
鮰鱼	0.48	1 星级
钳鱼	0.47	1 星级

三、不同鲜活淡水鱼 FOP 标签方案比较

通过比较评分与评级 FOP 标签方案发现，12 种鲜活淡水鱼展示的评分差异较小，且对每种鲜活淡水鱼标示评分的成本较高，而且，如果消费者不了解评分范围，则会降低识别与选购的效率，加大评分方案的推广难度。相比之下，星级评价方案将 12 种淡水鱼较为均衡地划分为 1～3 星级，每个星级至少有 1 种淡水鱼，既能较好地区分鲜活淡水鱼的营养价值，又能帮助消费者在较短的时间内识别并选购营养价值高的淡水鱼。因此，鲜活淡水鱼更适合采用评级 FOP 标签方案。

四、本章小结

淡水鱼是我国居民食用最多的鱼类。本章节基于我国花骨鱼、鲫鱼、黄颡鱼、鲢鱼、鲟鱼、草鱼、雅鱼、丁桂鱼、班鳢、回头鱼、鮰鱼、钳鱼等 12 种鲜活淡水鱼的营养数据，结合国际经验利用 NRF 9.3 模型开展营养价值评价，并尝试设计 FOP 标签方案。结果发现，12 种鲜活淡水鱼的 NRF 9.3 值为 0.47～1.16，总体营养价值高，每 100kcal 的鼓励性营养成分含量均高于限制性营养成分，且个别具有低胆固醇、低饱和脂肪酸、极低钠、高蛋白、富铁、高钙等营养特性，对人体的健康有利，在日常生活中可适度增加摄入量与频率。依据 12 种淡水鱼的 NRF 9.3 值，本书设计评分与评级 FOP 标签方案，展示 10～17 评分与 1～3 星级，由于 12 种鲜活淡水鱼的评分差异较小，区分度低，而星级评价方案的每个星级至少有 1 种淡水鱼，更适合作为 FOP 标签方案，能保证消费者通过星级轻松地识别并选购营养价值高的淡水鱼。

第八章　超市生鲜农产品 FOP 标签展现与运行架构

以上四个章节已完成大宗生鲜农产品营养价值评价与 FOP 标签方案设计，本章以 FOP 标签在生鲜超市的落地实施为目的，探讨生鲜农产品 FOP 标签的标示位置与标签形式，并从政府主导、企业与非营利性社会组织认证两方面探讨 FOP 标签的运行架构。

一、生鲜农产品 FOP 标签在超市的展现形式研究

本书从 FOP 标签的标示位置、标示形式两方面对生鲜农产品 FOP 标签在超市的展现形式进行研究。

（一）大宗生鲜农产品 FOP 标签的标示位置

针对生鲜猪肉、生鲜鸡蛋、鲜牛奶、鲜活淡水鱼 4 种大宗生鲜农产品，本书就生鲜超市常见的摆放方式与位置，探讨不同生鲜农产品 FOP 标签的合适位置。

1. 生鲜猪肉

生鲜超市售卖的畜禽肉主要放在叶帘式冰柜（图 8 - 1）、制冷冰鲜台（图 8 - 2）、推拉门式冰台（图 8 - 3）、多层冰柜（图 8 - 4）。生鲜猪肉以切割为主，散装冷鲜猪肉（存放温度 0～4℃）一般放在叶帘式冰柜（图 8 - 1）、多层冰柜（图 8 - 4），而冰冻猪肉（存放温度 -18～0℃）主要放在制冷冰鲜台（图 8 - 2）、推拉门式冰台（图 8 - 3）销售。结合第四章的分析结果可知，生鲜猪肉适合采用评级 FOP 标签方案，则散装冷鲜猪肉可在柜体内的合适位置或柜体外围标示 FOP 标签；如果冷鲜猪肉采用盒（袋）装，可在包装外标

示 FOP 标签。

2. 生鲜鸡蛋

一般情况下，生鲜超市主要销售盒装鸡蛋，而散装鸡蛋较少。不管是散装还是包装鸡蛋，常销售于单层展示架（图 8-6）和多层展示架（图 8-7）。从第五章的分析结果可知，生鲜鸡蛋仅适合采用评分 FOP标签方案。鉴于盒装鸡蛋一般由鸡蛋生产商或批发商包装后再进超市销售，可建议生产商标示评分 FOP 标签，或者由超市在盒装上标示评分FOP 标签抑或在展示架上显示。对于散装鸡蛋，则选择在货架显示FOP 标签。

3. 鲜牛奶

生鲜超市售卖的鲜牛奶都为独立包装，对于保质期短的鲜牛奶一般放置在多层冰柜（图 8-4），而保质期略长的鲜牛奶常见于单层展示架（图 8-6）和多层展示架（图 8-7）。由第六章分析结果可知，鲜牛奶适合采用评分 FOP 标签方案，既可以在包装上标示标签，又可以在冰柜与展示架的合适位置显示。

4. 鲜活淡水鱼

生鲜超市的鲜活鱼、虾、蟹、贝类大多放于海鲜缸，以散装为主（图 8-5）。根据第七章的分析结果，生鲜淡水鱼适合采用评级 FOP 标签方案，但要求同一鱼缸仅销售同一品种淡水鱼，且周边每个鱼缸销售不同品种淡水鱼，可将各种淡水鱼的评级 FOP 标签贴在各个鱼缸外侧玻璃，显示缸内淡水鱼的营养价值。

对于冷鲜包装的鱼、虾、蟹、贝类，则常放于叶帘式冰柜（图 8-1）、制冷冰鲜台（图 8-2）、推拉门式冰台（图 8-3）、多层冰柜（图 8-4），对于冷鲜淡水鱼，不管是成品或者分割，均可以在包装袋显示评级 FOP 标签，这样同一个冰柜/冰鲜台/冰台可以摆放不同品种的淡水鱼，或者在柜体的外侧或者柜体内的某一醒目位置标示 FOP标签，可以节省贴标费用，但可能同一个冰柜/冰鲜台/冰台不能摆放较多品种的淡水鱼。此外，冷冻散装的鱼、虾、蟹、贝类常放于制冷冰鲜台（图 8-2）、推拉门式冰台（图 8-3），由于没有包装袋，仅能在柜体外侧或柜体内某一醒目位置标示 FOP 标签。

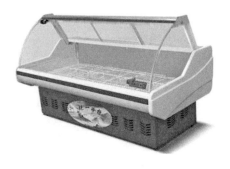

图 8-1　叶帘式冰柜

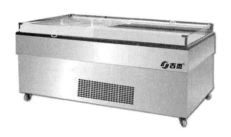

图 8-2　制冷冰鲜台

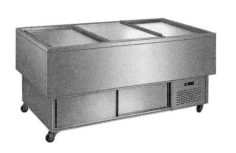

图 8-3　推拉门式冰台

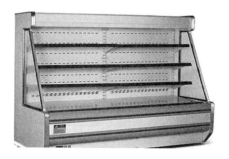

图 8-4　多层冰柜

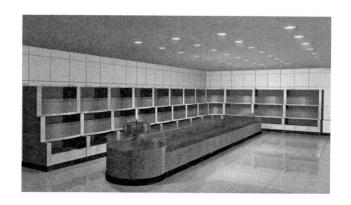

图 8-5　海鲜缸

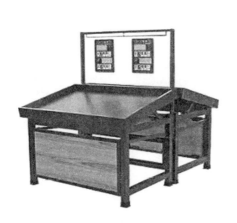
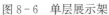
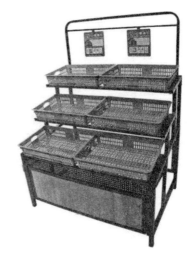

图 8-6　单层展示架　　　　　　图 8-7　多层展示架

（二）生鲜农产品 FOP 标签形式

适用于我国生鲜超市的 FOP 标签有海报、货架、电子媒体三种形式。海报形式的 FOP 标签在生鲜超市的适用范围较广，上述 6 种生鲜农产品 FOP 标签的标示位置均可采用，例如，在放置生鲜猪肉的冰台/冰柜，以及淡水鱼的海鲜缸正上方或者醒目位置粘贴大小合适的海报（类似促销海报），显示产品的 FOP 标签。对于包装类且放在常温货架或多层冷柜的生鲜农产品，如包装猪肉、盒装鸡蛋、盒（袋）装鲜牛奶、包装鱼肉，可采用货架 FOP 标签，虽然比海报形式 FOP 标签面积小，但却可以与价格标签较好地结合，类似美国的指引星标签与 NuVal 评分标签，显示产品价格与营养评价信息，方便比较价格的同时比较营养价值。随着智能手机在社会的普及应用，居民可利用手机扫一扫食物包装袋的二维码了解产品的产地、生产标准、质量安全等属性。因此，FOP 标签可采用二维码等电子媒体形式，突破纸质媒介约束，通过音视频等多媒体展现 FOP 标签的信息，并在未来实现精准营养指导，实现全天候的健康饮食干预。

二、生鲜农产品 FOP 标签运行架构设想

超市生鲜农产品 FOP 标签运行架构因发起主体不同而不同。总体上，政府、企业与非营利性社会组织可作为生鲜农产品 FOP 标签的发起主体。总结起来，共有两类运行架构，具体如下：

（一）政府主导生鲜农产品 FOP 标签运行架构

政府主导的生鲜农产品 FOP 标签运行架构以政府统筹、生鲜超市实施以及第三方支撑为特征，形成管理、实施与支撑的运行架构（图 8-8）。管理层面，国家卫生健康委员会与国家市场监管总局有明确的职责分工。国家卫健委作为牵头部门，一是制定生鲜农产品的营养评价标准，规定肉蛋奶、水产品的评价指标与算法；二是出台国家 FOP 标签通则，明确标签图标、作用、使用要求并做出解释，而国家市场监管总局制定并履行 FOP 标签监管计划，规范生鲜超市使用 FOP 标签行为，开展随机抽查与处理投诉举报，如果在监管工作中发现标签通则问题，则向国家卫健委提出修改建议。支撑层面，为保证整个 FOP 标签系统有序运行，政府部门需要委托第三方机构（事业单位、非营利性社会组织、企业）独立开展生鲜农产品营养成分数据库构建与维护、标签宣传教育、标签使用问题咨询与反馈、标签实施效果评估。此外，生鲜超市作为实施主体，需按照 FOP 标签通则送检生鲜农产品样品以及在相应的生鲜农产品使用 FOP 标签。

（二）企业与非营利性社会组织认证的 FOP 标签运行架构

目前，中国营养学会是我国唯一一个开展 FOP 标签认证的非营利性社会组织。如果未来我国放开 FOP 标签认证权限，则企业与其他非营利性社会组织可开展生鲜农产品 FOP 标签认证。见图 8-9，非营利性社会组织与企业认证的 FOP 标签运行架构主要由认证、监管、实施三方构成。认证层面，非营利性社会组织与企业作为认证主体，主要负责生鲜农产品营养数据库构建与维护、营养评价标准设计

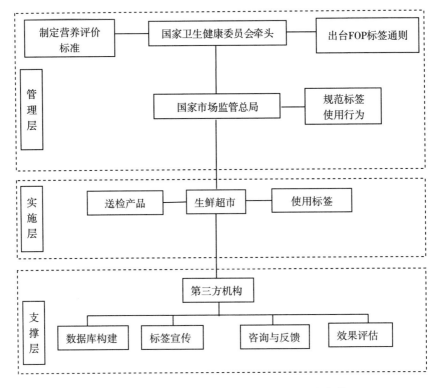

图 8-8　政府主导生鲜农产品 FOP 标签运行架构

（可邀请营养科学、食品科学、医学等多个领域专家设定团体标准或企业标准抑或是购买营养评价标准专利）、标签图标及其格式设计、标签宣传推广、标签申请程序设定（提交申请、产品检测、审核、批准授权、定期更新认证等流程）、标签使用申请审核以及标签使用权限管理。监管层面，为保证标签认证的准确性，国家市场监管总局履行两大职责：一是开展机构认证资质审批，二是规范机构的认证行为以及通过随机抽查、投诉举报等方式查处认证违法行为。实施层面，生鲜超市申请 FOP 标签时要向认证机构缴纳审理费，由认证机构检测确认生鲜农产品是否符合评价标准。如果符合，则通过认证，并与认证机构签订标签适用许可协议和牌照续期协议，并缴纳年费以及定期更新认证。

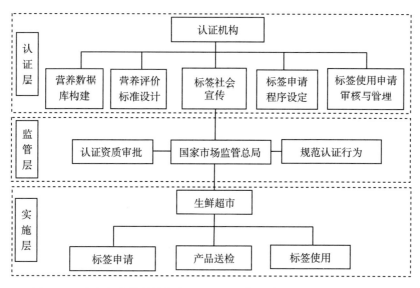

图 8-9　企业与非营利性社会组织认证生鲜农产品 FOP 标签运行架构

三、本章小结

本章节主要研究生鲜农产品 FOP 标签在生鲜超市的展现形式与运行架构。结合生鲜超市实际情况，我国生鲜农产品 FOP 标签的标示位置因产品是否包装、鲜活而有所差异。放置生鲜猪肉的冰台/冰柜，以及鲜活淡水鱼的海鲜缸正上方或醒目位置可采用海报形式的 FOP 标签，而包装猪肉、盒装鸡蛋、盒（袋）装鲜牛奶、包装鱼肉可采用与产品价格相结合的货架 FOP 标签。为提供丰富、易于理解的营养信息，未来可尝试运用二维码等电子媒体形式的 FOP 标签。超市生鲜农产品 FOP 标签的运行架构根据实施主体划分为政府主导型与企业、非营利性社会组织认证型两类。政府主导型运行架构以政府出台标签标准与监管规则，生鲜超市按规定使用标签以及第三方机构的营养数据库构建、标签宣传、效果评估为特点，而非营利性社会组织认证以营养数据库构建、营养评价标准设计、标签社会宣传、标签使用申请审核与权限管理以及政府的认证资质审批与认证行为规范，加上生鲜超市的标签申请与使用为主要特征。

第九章 研究结论与保障措施

本书的引言提出了 FOP 标签在生鲜农产品运用的研究背景、拟解决的科学问题以及研究内容。第二、三章分别开展了 FOP 标签消费引导效果 Meta 分析、生鲜农产品 FOP 标签国际经验总结，第四章到第七章评价了生鲜猪肉、生鲜鸡蛋、鲜牛奶、鲜活淡水鱼的整体营养价值并开展 FOP 标签方案设计，第八章开展超市生鲜农产品 FOP 标签展现形式与运行架构研究。本章旨在梳理研究结论，提出促进生鲜农产品 FOP 标签发展的保障措施。

一、主要研究结论

基于国际经验总结、FOP 标签在同类生鲜农产品的应用、生鲜农产品 FOP 标签在超市的实现方案，本书得出如下研究结论：

第一，FOP 标签帮助消费者识别单一食品营养成分是否过量、感知食品健康程度以及购买高营养质量食品等方面发挥重要作用，为 FOP 标签在生鲜农产品的应用意义提供文献支撑。可应用于生鲜农产品的 FOP 标签，如瑞典 Keyhole 标签、美国心脏检查标志、新加坡较健康选择标志、美国指引星标签、荷兰选择标识、美国 NuVal 评分标签虽然实施主体、被评价的营养成分以及大宗生鲜农产品营养评价标准不同，但均依据本国居民膳食模式设计营养评价标准并进行动态更新、设定严格的标签认证程序、应用于生鲜超市、将限制性营养成分与鼓励性营养成分纳入生鲜农产品营养评价标准、采用总结指示体系营养素度量法模型作为 FOP 标签评价算法等实践经验值得我国借鉴。

第二，19 种猪肉的 NRF 9.3 值为 $-0.20 \sim 0.90$，猪肉（瘦）等 13

种猪肉的 NRF 9.3 值＞0，多数猪肉的营养价值较高。生鲜猪肉适合采用评级型 FOP 标签方案显示营养价值，能提高消费者识别与比较猪肉营养价值的效率。5 种鸡蛋的 NRF 9.3 值为－2.70～－0.49，日常应控制摄入量，仅适合采用评分型 FOP 标签方案。6 种鲜牛奶的 NRF 9.3 值为 0.36～0.54，均具有较高的营养价值，适合采用评分型 FOP 标签方案。12 种鲜活淡水鱼的 NRF 9.3 值为 0.47～1.16，星级评价方案将 12 种淡水鱼较为均衡地划分为 1～3 星级。

第三，超市生鲜农产品因产品是否包装、鲜活而采用不同类型的冰柜/冰台、展示架，FOP 标签的显示位置也随之不同。海报形式的 FOP 标签适用性较强，可以显示在放置生鲜猪肉的冰台/冰柜，以及淡水鱼的海鲜缸正上方或醒目位置；与产品价格相结合的货架 FOP 标签可用于包装猪肉、盒装鸡蛋、盒（袋）装鲜牛奶、包装鱼肉；电子媒体形式的 FOP 标签在提供丰富、易理解的信息方面大有可为。基于国际经验，我国超市生鲜农产品 FOP 标签运行架构可设计为政府主导、非营利性社会组织与企业认证两类，前者以管理层（政府发布标准与监管计划）、实施层（生鲜超市按标准使用标签）与支撑层（第三方机构开展营养数据库构建、宣传推广、效果评估）为特色，后者以认证层（认证机构营养评价标准设计、标签使用申请审核与管理等）、监管层（政府对认证机构资质审批与认证行为规范）、实施层（生鲜超市申请与使用）为特征。

二、超市生鲜农产品 FOP 标签发展的保障措施

根据研究结论，为推动超市生鲜农产品 FOP 标签落地实施与有序运转，我国有必要实施一系列的保障措施，本书在支撑生鲜农产品 FOP 标签方案设计、提高消费者的 FOP 标签使用率、避免 FOP 标签产生负向影响等方面提出建议：

（一）实施标准化种养和冷链供应，稳定超市生鲜农产品的营养结构

FOP 标签反映生鲜农产品的营养信息，然而，生鲜农产品种养的

非标准化与流通中的易腐易损，容易使每份农产品的营养素及其含量产生变化，可能与FOP标签显示的营养信息有所不同。除探索适合生鲜农产品自身特点的营养信息标示方法（如允许一定的合理误差）外，还要减少生鲜农产品的营养成分及其含量的过大差异，一方面，要组织制定生鲜农产品种养标准，引导标准化生产；另一方面要对生鲜农产品的收购、加工、储存、运输、销售等环节实施冷链管理。

（二）构建并完善生鲜农产品营养成分数据库，提高FOP标签的引导作用

生鲜农产品营养信息数据是FOP标签营养评价标准设计与标签使用监管的重要依据。数据库收录的生鲜农产品类别及其营养成分数据越多，越能提高FOP标签的适用性。当前，我国经常食用的生鲜农产品种类及其亚类繁多，远远超出《中国食物成分表》的收录范围。而且，《中国食物成分表》收录的营养成分不够齐全，还缺乏糖、可溶性膳食纤维、反式脂肪酸、维生素D、维生素B6、维生素B12等数据，弱化了FOP标签营养评价标准以及同类食物的营养价值比较。因此，有必要在《中国食物成分表》已有数据基础上，从生鲜农产品的亚类和营养成分两方面扩充数据量，尽量收集更多食物及其营养成分数据。

（三）推动FOP标签营养评价标准动态更新，适应社会发展需求

随着我国生鲜农产品新品种的开发，原有农产品的营养成分结构已发生变化。而且，伴随营养型农业发展，富硒马铃薯、ω-3鸡蛋、高亚麻酸黑猪肉、高叶酸玉米等新型营养强化生鲜农产品逐渐上市，对国民的健康饮食产生深刻影响。此外，我国居民的营养健康问题已发生变化，从早期的营养不良演变为超重肥胖与慢性病风险问题。未来，我国应用于生鲜农产品的FOP标签营养评价标准要动态更新，建立常态修订机制，建议生鲜农产品营养评价标准在反映产品营养状况的前提下，以预防居民营养不均衡的风险为导向，优化膳食纤维、不饱和脂肪酸、全谷物、钙、铁等鼓励性营养成分/食物组以及饱和脂肪酸、反式脂肪酸、胆固醇、钠等限制性营养成分权重结构。

（四）逐步推动生鲜农产品 FOP 标签在不同规模生鲜超市的应用

我国生鲜超市数量多且规模不一，既有大型连锁生鲜超市，如盒马鲜生、家乐福、物美、永辉、华润万家等，又有大量小型社区生鲜超市，如钱大妈社区生鲜。为促进生鲜农产品 FOP 标签在生鲜超市全覆盖，让更多消费者利用 FOP 标签购买生鲜农产品，有必要循序渐进地推动 FOP 标签实施，建议先选择在大型连锁生鲜超市试行 FOP 标签，然后就标签引导效果（如不同产品销量变化、消费者评价）进行评估与完善，再推行到中小型生鲜超市，实现 FOP 标签的推广与普及。

（五）加强 FOP 标签宣传与营养知识教育，提高消费者的使用积极性

在我国，生鲜农产品 FOP 标签是新生事物，消费者在购买生鲜农产品时仅关注产品价格与食品安全。为提高消费者对生鲜农产品 FOP 标签的关注度与使用率，有必要进社区、进农村，尤其是在大型生鲜超市、连锁超市与生鲜电商平台，开展广泛的社会宣传与营养知识普及，让城乡居民了解 FOP 标签的作用和使用方法，并科普 FOP 标签涉及的相关营养知识。

（六）监测 FOP 标签对生鲜农产品的价格影响与食物浪费问题

FOP 标签客观反映了生鲜农产品的整体营养价值，但可能出现评级高、评分高以及显示阈值的产品（整体营养价值高）价格过度上涨或者评级低、评分低以及不显示阈值的产品供过于求，造成食物浪费等社会问题。所以，有必要对生鲜超市标示营养价值高的农产品价格进行监测，避免出现拉高物价导致消费者买不起的问题。一旦出现市场对营养价值低的生鲜农产品需求下降的情况，应对 FOP 标签标示营养价值低的产品进行产能调控，从源头减少食物浪费。

三、研究不足与展望

本书以探索生鲜农产品营养评价及其 FOP 标签运用为研究对象，研究思路清晰，不仅具有国际视野，而且尝试采用《中国食物成分表》数据与 NRF 9.3 模型进行 FOP 标签方案设计，并探讨了大宗生鲜农产

品的 FOP 标签展现方式与整体运行架构，具有创新性与实践意义。然而，在生鲜农产品 FOP 标签应用可行性方面，本书还缺乏对消费者、生鲜超市、政府的意愿调查且对生鲜电商平台的研究，这也是本书未来的研究方向。

（一）生鲜农产品 FOP 标签能否被消费者接受与使用，如何进行检验

本书虽然探讨与比较了大宗生鲜农产品运用评分法、评级法、阈值法总结指示体系设计 FOP 标签的不同之处以及根据生鲜超市的实际场景研究了 FOP 标签的展现形式与运行架构，但是，我国消费者是否接受生鲜农产品 FOP 标签，偏好哪种总结指示体系 FOP 标签，以及对标签的摆放位置有哪些要求，这些都关乎居民对 FOP 标签的使用效果。因此，未来还需要对代表性消费者开展调查，分析样本人群的需求及偏好。

（二）生鲜超市是否有动力实施 FOP 标签，如何评估投入产出效益

生鲜超市作为企业，是市场的主体，在生鲜农产品标示 FOP 标签，需要承担营养成分检测和标示费用，无疑增加了经营成本，但标示 FOP 标签，又在一定程度上提高了经营规范性和产品品牌形象。因此，在下一阶段的研究，有必要调查生鲜超市对生鲜农产品 FOP 标签的态度（局限性、可行性、操作性）与意见（如改善建议），并尝试有效的方法评估生鲜超市使用 FOP 标签的投入产出效益，为 FOP 标签落地实施提供研判依据。

（三）政府是否愿意推行生鲜农产品 FOP 标签，如何评估社会效益

营养标签是一项公共卫生措施。纵观全球，不少营养标签由政府主导实施。如果社会效益越好，政府推行的可能性越高。如何系统评估与量化生鲜农产品 FOP 标签的社会效益是一大难点。因此，未来的研究还要征求国家卫生健康委员会、国家市场监督管理总局等政府部门实施 FOP 标签的意见与建议，并尝试采用合适的衡量指标和模型评估生鲜农产品 FOP 标签产生的社会效益。

（四）FOP 标签如何应用于生鲜电商平台，与实体店有哪些区别

随着移动电商的发展，尤其是新冠肺炎疫情催生"宅经济"，包括社区生鲜电商在内的生鲜电商平台异军突起，诞生了叮咚买菜、每日优鲜等知名品牌。随着越来越多的居民尤其是年轻群体选择线上购买生鲜农产品，生鲜电商平台购物将成为趋势。由于生鲜电商平台与实体生鲜超市的消费者、购物方式均有区别，故本书的研究结论可能不适合在生鲜电商平台应用，有必要开展生鲜电商平台的 FOP 标签方案设计、展现以及运行架构的研究。

参 考 文 献

邓梦雅，李荣波，彭祖茂，等．以营养素度量法评价食用菌营养价值［J］．食品科技，
　　2019，44（7）：349-353.

黄泽颖．我国粮食制品 FOP 均衡营养标签运作机制设想［J］．粮食与油脂，2020b，33
　　（9）：15-17.

黄泽颖，黄贝珣，黄家章．生鲜农产品 FOP 标签的国际经验与启发［J］．中国食物与
　　营养，2021a，27（7）：29-33.

黄泽颖，卢曼，黄贝珣．香肠整体营养价值评价与包装正面标签应用研究进展［J］.
　　肉类研究，2021b，35（1）：105-111.

李昂，李卫华，滕翔雁，等．我国居民肉类消费情况调查［J］．中国动物检疫，2020，
　　37（4）：35-38.

李明爽．美国学者发现：加挂营养标签能够促进生鲜海产品销售［J］．中国水产，
　　2016（6）：77.

刘建鑫，王可山，张春林．生鲜农产品电子商务发展面临的主要问题及对策［J］．中
　　国流通经济，2016，30（12）：57-64.

农业农村部市场预警专家委员会．中国农业展望报告（2021—2030）［M］．北京：中
　　国农业科学技术出版社，2021：128-129.

王丹，翟俊霞，牟振云，等．Meta 分析中的异质性及其处理方法［J］．中国循证医学
　　杂志，2009（10）：1115-1118.

王瑛瑶，赵佳，梁培文，等．预包装食品正面营养标签分类及特点［J］．营养学报，
　　2020，42（4）：318-324.

杨清清，熊碧，闻胜，等．营养素度量法评价湖北省常见杂粮的营养价值［J］．公共
　　卫生与预防医学，2020（3）：80-83.

杨月欣，等．中国食物成分表（标准版第 6 版第 2 册）［M］．北京：北京大学医学出版
　　社，2019.

杨月欣，等．中国食物成分表（标准版第 6 版第 1 册）［M］．北京：北京大学医学出版社，2018．

朱宏，梁克红，徐海泉，等．我国农产品营养标准体系现状与发展建议［J］．中国农业科学，2019，52（18）：3145－3154．

朱宏，朱红，梁克红，等．食用农产品营养标签标准法规国际现状与分析［J］．中国标准化，2020（8）：215－220．

昝梦莹，陈光，王征兵．我国生鲜电商发展历程、现实困境与应对策略［J］．经济问题，2020（12）：68－74．

张天嵩，钟文昭，李博．实用询证医学方法学［M］．长沙：中南大学出版社，2014．

郑明华．Meta 分析软件应用与实例解析［M］．北京：人民卫生出版社，2013．

周登远，汪培山．临床对照试验文献质量评价的发展与现状［J］．药物流行病学杂志，2004，（4）：211－214．

中华人民共和国中央人民政府．国务院新闻办就《中国居民营养与慢性病状况报告（2020 年）》有关情况举行发布会［EB/OL］．（2020－12－24）［2021－01－10］．http：// www. gov. cn/xinwen/2020－12/24/content＿5572983. htm.

American Heart Association. Heart－Check Mark ［EB/OL］.（2020a－12－10）［2021－1－19］https：// www. heartcheckmark. org.

American Heart Association. Heart－Check Mark ［EB/OL］.（2020b－12－10）［2021－01－12］. https：// www. heart. org/-/media/files/healthy－living/company－collaboration/heart－check－certification/product－list－updated－monthly－070120. pdf? la＝en.

Anna F. , Iris N. , Mirjam G. Does attention to health labels predict a healthy food choice? An eye－tracking study ［J］. Food Quality & Preference，2018，69：57－65.

Azaïs－Braesco V. , Goffi C. , Labouze E. Nutrient profiling：Comparison and critical analysis of existing systems ［J］. Public health nutrition，2006，9（5）：613－622.

Banovic M. , Reinders M. J. , Claret A. , et al. A cross－cultural perspective on impact of health and nutrition claims，country－of－origin and eco－label on consumer choice of new aquaculture products ［J］. Food Research International，2019（123）：36－47.

Bistro M. D. NuVal Scores：Nutritional Scoring System ［EB/OL］.（2019－9－21）［2021－5－24］. http：// www. menopausemakeover. com/category/nutrition/.

Bix L. , Sundar R. P. , Bello N. M. , et al. To see or not to see：Do front of pack nutrition labels affect attention to overall nutrition information? ［J］. PLOS ONE 2015，

10，e0139732.

Cawley J. , Sweeney M. J. , Sobal J. , et al. The impact of a supermarket nutrition rating system on purchases of nutritious and less nutritious foods [J]. Public Health Nutrition, 2015, 18 (1): 8 - 14.

Choices International Foundation. Choices Programme. [EB/OL]. [2014 - 01 - 06] [2021 - 02 - 07]. https: // www. choicesprogramme. org/our - work/nutrition - criteria/.

Choices International Foundation. International choices criteria — A global standard for healthier food (Version 2019 - 2) [EB/OL]. [2019 - 05 - 20] [2021 - 5 - 23] www. choicesprogramme. org.

van der Bend D. L. M. , Jansen L. , Velde G. , et al. The influence of a front - of - pack nutrition label on product reformulation: A ten - year evaluation of the Dutch Choices programme [J]. Food Chemistry, 2020 (6): 100 086.

Drewnowski A. , Fulgoni V. Nutrient profiling of foods: Creating a nutrient - rich food index [J]. Nutrition Reviews, 2008, 66 (1): 23 - 39.

Drewnowski A. The Nutrient Rich Foods Index helps to identify healthy, affordable foods [J]. American Journal of Clinical Nutrition, 2010, 91 (suppl): 1 095S - 101S.

Egnell M. , Boutron I. , Péneau S. , et al. Front - of - pack labeling and the nutritional quality of students' food purchases: A 3 - arm randomized controlled trial [J]. American Journal of Public Health, 2019, 109 (8): 1122 - 1129.

Fatmah R. D. The impact of front - of - package traffic light (FoPTL) in the senior high school students' nutrition labels comprehension [J]. Current Research in Nutrition and Food Science, 2019 (7): 918 - 926.

Findling M. T. G. , Werth P M. , Musicus A. A. , et al. Comparing five front - of - pack nutrition labels "influence on consumers" perceptions and purchase intentions [J]. Preventive Medicine, 2018 (106): 114 - 121.

Finkelstein E. A. , Doble B. , Ang F. J. L. et al. A randomized controlled trial testing the effects of a positive front - of - pack label with or without a physical activity equivalent label on food purchases [J]. Appetite, 2020 (158): 104 997.

Finkelstein E. A. , Wenying L. , Grace M. , et al. Identifying the effect of shelf nutrition labels on consumer purchases: Results of a natural experiment and consumer survey [J]. The American Journal of Clinical Nutrition, 2018, 107 (4): 647 - 651.

Fischer L. M. , Sutherland L. A. , Kaley L. A. , et al. Development and implementation of the guiding stars nutrition guidance program [J]. American Journal of Health Promotion, 2011, 26 (2): e55 – 63.

Glass G. V. Primary, secondary, and Meta – analysis of research [J]. Educational Research, 1976 (5): 3 – 8.

Gillon – Keren M. , Kaufman – Shriqui V. , Goldsmith R. , et al. Development of criteria for a positive front – of – package food labeling: The Israeli case [J]. Nutrients, 2020, 12 (6): 1 875.

Goodeman S. , Hammond D. , Hanning R. M. , et al. The impact of adding front – of – package sodium content labels to grocery products: an experimental study [J]. Public Health Nutrition, 2012, 16 (3): 1 – 9.

Graham D. J, Lucas – Thompson R. G, Mueller M. P, et al. Impact of explained v. unexplained front – of – package nutrition labels on parent and child food choices: A randomized trial [J]. Public Health Nutrition, 2016, 20 (5): 774 – 785.

Guiding Stars Licensing Company. Guiding stars [EB/OL]. (2021 – 05 – 11) [2021 – 07 – 02]. https: // guidingstars. com/.

Higgins J. P. , Green S. Cochrane Handbook for Systematic Reviews of Interventions Version 5. 1. 0. The Cochrane Collaboration, 2011. [EB/OL]. (2011 – 04 – 12) [2021 – 05 – 121]. http: // handbook. cochrane. org/.

Hobin E. , Bollinger B. , Sacco J. , et al. Consumers' response to an on – shelf nutrition labelling system in supermarkets: Evidence to inform policy and practice [J]. Milbank Quarterly, 2017, 95 (3): 494 – 534.

HPB (Health Promotion Board) . Healthier Choice Symbol [EB/OL]. [1998 – 5 – 31]. [2021 – 5 – 24]. http: // www. hpb. gov. sg/hpb/default. asp? pg _ id=1559.

Huang L. , Mehta K. , Wong M. L. Television food advertising in Singapore: The nature and extent of children's exposure [J]. Health Promotion International, 2012, 27 (2): 187 – 196.

Institute of Medicine. Examination of Front – of – Pack Nutrition Rating Systems and Symbols: Phase 1 Report [R]. Washington, DC: The National Academies Press, 2010.

Johnson R. K. , Lichtenstein A. H. , Kris – Etherton P. M. , et al. Enhanced and updated american heart association heart – check front – of – package symbol: Efforts to help consumers identify healthier food choices [J]. Journal of the Academy of Nutrition and Dietetics, 2015, 115 (6): 876 – 880, 882 – 884.

Julia C., Blanchet O., Méjean C., et al. Impact of the front – of – pack 5 – colour nutrition label (5 – CNL) on the nutritional quality of purchases: An experimental study [J]. International Journal of Behavioral Nutrition and Physical Activity, 2016 (13): 101.

Khandpur N., Mais L. A., Sato P. D. M., et al. Choosing a front – of – package warning label for Brazil: A randomized, controlled comparison of three different label designs [J]. Food Research International, 2019 (121): 854 – 861.

Khandpur N., Sato P., Mais L. A., et al. Are front – of – package warning labels more effective at communicating nutrition information than traffic – light labels? A randomized controlled experiment in a Brazilian sample [J]. Nutrients, 2018, 10 (6): 688.

Lagoe C. The NuVal nutritional scoring system: An application of the theory of reasoned action to explain purchasing behaviors of health – promoting products [C]. National Conference on Health Communication, Marketing and Media 2 010 Centers for Disease Control and Prevention. Atlanta, GA: Government Administration, 2010: 21 – 45.

Lichtenstein A. H., Carson J. S., Johnson R. K., et al. Food – intake patterns assessed by using front – of – pack labeling program criteria associated with better diet quality and lower cardiometabolic risk [J]. American Journal of Clinical Nutrition, 2014 (99): 454 – 462.

Melo G., Zhen C., Colson G., et al. Does point – of – sale nutrition information improve the nutritional quality of food choices? [J]. Economics & Human Biology, 2019 (35): 133 – 143.

Mhurchu C. N., Volkova E., Jiang Y., et al. Effects of interpretive nutrition labels on consumer food purchases: The starlight randomized controlled trial [J]. American Journal of Clinical Nutrition, 2017, 105 (3): 695 – 704.

Mørk T., Grunert K. G., Fenger M., et al. An analysis of the effects of a campaign supporting use of a health symbol on food sales and shopping behaviour of consumers [J]. BMC Public Health, 2017, 17 (1): 239.

Neal B., Crino M., Dunford E., et al. Effects of different types of front – of – pack labelling information on the healthiness of food purchases—a randomised controlled trial [J]. Nutrients, 2017, 9 (12): 1284.

Nordic Council of Ministers. The Keyhole: Healthy choices made easy [EB/OL]. [2010 - 6 10]. [2021 - 5 - 23]. www. norden. org.

NuVal, LLC. NuVal Attributes Program [EB/OL]. (2020 - 05 - 08) [2021 - 02 - 07]. http: // www. nuval. com/.

Rahkovsky I. , Lin B. H. , Lin C. , et al. Effects of the guiding stars program on purchases of ready - to - eat cereals with different nutritional attributes [J]. Food Policy, 2013 (43): 100 - 107.

Roberto C. A. , Bragg M. A. , Schwartz M. B. , et al. Facts up front versus traffic light food labels: A randomized controlled trial [J]. American Journal of Preventive Medicine, 2012, 43 (2): 134 - 141.

Roodenburg A. J. C. , Popkin B. M. , Seidell J. C. Development of international criteria for a front of package food labelling system: The International Choices Programme [J]. European Journal of Clinical Nutrition, 2011, 65 (11): 1190 - 1200.

Smed S. , Edenbrandt A. K. , Léon Jansen. The effects of voluntary front - of - pack nutrition labels on volume shares of products: The case of the Dutch Choices [J]. Public Health Nutrition, 2019, 22 (15): 1 - 12.

Sutherland L. A. , Kaley L. A. , Leslie F. Guiding stars: The effect of a nutrition navigation program on consumer purchases at the supermarket [J]. American Journal Clinical Nutrtion, 2010, 91 (4): 1090S - 1094S.

Swedish National Food Agency. The Keyhole symbol [EB/OL]. (2015 - 01 - 31) [2021 - 5 - 23]. https: // www. livsmedelsverket. se/ produktion - handel—kontroll/livsmedel-sin-formation - markning - och - pastaenden/nyckelhalet—foretagsinformation.

The Swedish National Food Administration, the Danish Veterinary and Food Administration, the Norwegian Directorate of Health and the Norwegian Food Safety Authority. Design manual for the Keyhole logo - prepacked food and generic marketing [EB/OL]. [2012 - 6 - 25]. [2021 - 5 - 23]. www. nokkelhullsmerket. no.

Vyth E. L. , Steenhuis I. H. M. , Mallant S F. , et al. , A front - of - pack nutrition logo: A quantitative and qualitative process evaluation in the Netherlands [J]. Journal of Health Communication, 2009, 14 (7): 631 - 645.

Woodbury N. J. , George V. A. A comparison of the nutritional quality of organic and conventional ready – to – eat breakfast cereals based on NuVal scores [J]. Public Health Nutrition – Cab International，2014，17（7）：1454 – 1458.

Wortmann L. , Enneking U. , Daum D. German consumers' attitude towards selenium – biofortified apples and acceptance of related nutrition and health claims [J]. Nutrients，2018，10（2）：190.

附　　录

附表1　营养素参考值（NRV）

营养成分	NRV	营养成分	NRV
能量ᵃ	8 400kJ	叶酸	400μg DFE
蛋白质	60g	泛酸	5mg
脂肪	≤60g	生物素	30μg
饱和脂肪酸	≤20g	胆碱	450mg
胆固醇	≤300mg	钙	800mg
碳水化合物	300g	磷	700mg
膳食纤维	25g	钾	2 000mg
维生素 A	800μg RE	钠	2 000mg
维生素 D	5μg	镁	300mg
维生素 E	14mg α - TE	铁	15mg
维生素 K	80g	锌	15mg
维生素 B1	1.4mg	碘	150μg
维生素 B2	1.4mg	硒	50μg
维生素 B6	1.4mg	铜	1.5mg
维生素 B12	2.4μg	氟	1mg
维生素 C	100mg	锰	3mg
烟酸	14mg		

注：ᵃ 能量相当于 2 000kcal；蛋白质、脂肪、碳水化合物供能分别占总能量的 13%、27% 与 60%。

数据来源：《预包装食品营养标签通则》（GB 28050—2011）附录 A 食品标签营养素参考值（NRV）。

附表2　能量和营养成分含量声称的要求和条件

项目	含量声称方式	含量要求ᵃ	限制性条件
能量	无能量	≤17kJ/100g（固体）或 100mL（液体）	其中脂肪提供的能量≤总能量的 50%
	低能量	≤170kJ/100g 固体≤80kJ/100mL 液体	

（续）

项目	含量声称方式	含量要求[a]	限制性条件
蛋白质	低蛋白质	来自蛋白质的能量≤总能量的 5%	总能量指每 100g/mL 或每份
	蛋白质来源，或含有蛋白质	每 100g 的含量≥10% NRV 每 100mL 的含量≥5% NRV 或者 每 420kJ 的含量≥5% NRV	
	高，或富含蛋白质	每 100g 的含量≥20% NRV 每 100mL 的含量≥10% NRV 或者 每 420kJ 的含量≥10% NRV	
脂肪	无或不含脂肪	≤0.5g/100g（固体）或 100mL（液体）	
	低脂肪	≤3g/100g 固体；≤1.5g/100mL 液体	
	瘦	脂肪含量≤10%	仅指畜肉类和禽肉类
	脱脂	液态奶和酸奶：脂肪含量≤0.5%； 乳粉：脂肪含量≤1.5%。	仅指乳品类
	无或不含饱和脂肪酸	≤0.1g/100g（固体）或 100mL（液体）	指饱和脂肪酸与反式脂肪酸的总和
	低饱和脂肪酸	≤1.5g/100g 固体 ≤0.75g/100mL 液体	1. 指饱和脂肪酸及反式脂肪酸的总和 2. 其提供的能量占食品总能量的 10%以下
	无或不含反式脂肪酸	≤0.3g/100g（固体）或 100mL（液体）	
胆固醇	无或不含胆固醇	≤5mg/100g（固体）或 100mL（液体）	应同时符合低饱和脂肪酸的声称含量要求和限制性条件
	低胆固醇	≤20mg/100g 固体 ≤10mg/100mL 液体	
碳水化合物（糖）	无或不含糖	≤0.5g/100g（固体）或 100mL（液体）	
	低糖	≤5g/100g（固体）或 100mL（液体）	仅指乳品类
	低乳糖	乳糖含量≤2g/100g（mL）	
	无乳糖	乳糖含量≤0.5g/100g（mL）	

（续）

项目	含量声称方式	含量要求[a]	限制性条件
膳食纤维	膳食纤维来源或含有膳食纤维	≥3g/100g（固体） ≥1.5g/100mL（液体）或 ≥1.5g/420kJ	膳食纤维总量符合其含量要求；或者可溶性膳食纤维、不溶性膳食纤维或单体成分任一项符合含量要求
	高或富含膳食纤维或良好来源	≥6g/100g（固体） ≥3g/100mL（液体）或 ≥3g/420kJ	
钠	无或不含钠	≤5mg/100g 或 100mL	符合"钠"声称的声称时，也可用"盐"字代替"钠"字，如"低盐"、"减少盐"等
	极低钠	≤40mg/100g 或 100mL	
	低钠	≤120mg/100g 或 100mL	
维生素	维生素×来源或含有维生素×	每100g中≥15% NRV 每100mL中≥7.5% NRV 或 每420kJ中≥5% NRV	含有"多种维生素"指3种和（或）3种以上维生素含量符合"含有"的声称要求
	高或富含维生素×	每100g中≥30% NRV 每100mL中≥15% NRV 或 每420kJ中≥10% NRV 每100g中≥15% NRV	富含"多种维生素"指3种和（或）3种以上维生素含量符合"富含"的声称要求
矿物质（不包括钠）	×来源，或含有×	每100mL中≥7.5% NRV 或 每420kJ中≥5% NRV	含有"多种矿物质"指3种和（或）3种以上矿物质含量符合"含有"的声称要求
	高，或富含×	每100g中≥30% NRV 每100mL中≥15% NRV 或 每420kJ中≥10% NRV	富含"多种矿物质"指3种和（或）3种以上矿物质含量符合"富含"的声称要求

注：[a] 用"份"作为食品计量单位时，也应符合100g（mL）的含量要求才可以进行声称。

数据来源：《预包装食品营养标签通则》（GB 28050—2011）附录C能量和营养成分含量声称和比较声称的要求、条件和同义语。

图书在版编目（CIP）数据

生鲜农产品营养评价与FOP标签应用研究／黄泽颖著 .
—北京：中国农业出版社，2021.10
　　ISBN　978-7-109-28895-9

　　Ⅰ . ①生… 　Ⅱ . ①黄… 　Ⅲ . ①农产品－食品营养－研
究 　Ⅳ . ①R151.3

中国版本图书馆 CIP 数据核字（2021）第 223713 号

中国农业出版社出版

地址：北京市朝阳区麦子店街 18 号楼
邮编：100125
责任编辑：闫保荣
版式设计：王　晨　责任校对：刘丽香
印刷：北京中兴印刷有限公司
版次：2021 年 10 月第 1 版
印次：2021 年 10 月北京第 1 次印刷
发行：新华书店北京发行所
开本：700mm×1000mm　1/16
印张：8.75
字数：150 千字
定价：50.00 元

版权所有·侵权必究
凡购买本社图书，如有印装质量问题，我社负责调换。
服务电话：010 - 59195115　010 - 59194918